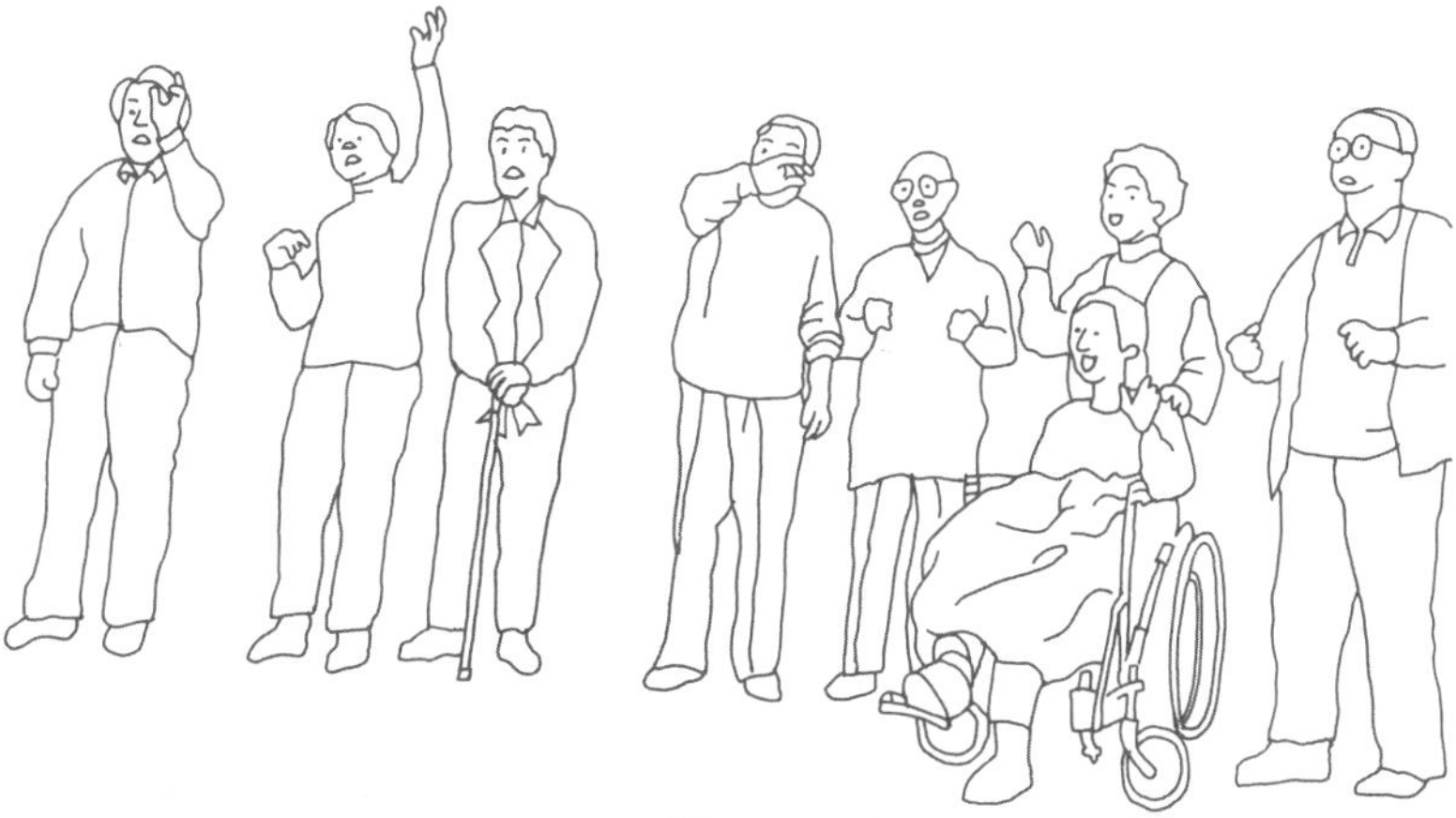

いまを生きる

―言語聴覚士と当事者の記録―

東京都言語聴覚士会　編

東京都言語聴覚士会

三輪書店

はじめに

平成二二年九月一二日、日曜日の午後四時、九段ホールの会場に、その日登壇された四組の講演者の皆様に、心からの感謝の気持ちを伝える拍手が鳴り響きました。

障害のある当事者の方、そしてご家族の方が、「苦しい日々もあったけれど、いま、生きていて良かった」と、自身の人生を新たに再構築された体験を、支援に直接関わった言語聴覚士（Speech-Language-Hearing Therapist＝ST）と共に語ったのです。午前中に行われたリハーサルですでに何度も皆さんの講演内容を聴いていた私ですが、本番の緊張感が再び講演者に新たな力を与えたのでしょう、コミュニケーション障害のある方が自信をもって見事に語った一瞬一瞬に深い感動を覚えました。そして時にはインタビュアーとして、時には会話パートナーとして、講演者の役割を果たした言語聴覚士の皆さんも、その本来の活動を伝え得るに十分な活躍ぶりでした。

来年もこの企画で実行していこう、そう心に決めた時でもありました。

日本言語聴覚士協会は、平成一九年に、言語聴覚障害や摂食・嚥下障害ならびに言語聴覚士について広く知っていただくことを目的に、言語聴覚士法が制定された九月一日を「言語聴覚の日」と決め、全国各地において広報活動を行うことを推進してきました。

私たち東京都言語聴覚士会は、平成二一年に誕生したばかりのまだ若い地域職能組織でしたが、その広報活動の意義を理解し、どのような形で実現化を図るか検討しました。その結果、企画されたのが、「当事者が体験を語る　『いまを生きる』」をテーマとした講演会でした。

冒頭に紹介した平成二二年の講演会がその第一回目です。終了後のアンケートでは、多くの参加者の方々より感想をいただきましたが、若い言語聴覚士からは、「私たちの仕事はこんなにも素晴らしく、やりがいのある仕事なのだと改めてわかりました」との言葉も届き、講演会を通してさまざまな学びがあったことがうかがえました。以来、毎年、同じ企画の講演会を開催し、いまは第三回目が終了したところです。昨年の第三回目の講演会が終了した頃、講演内容の書籍化のお話を三輪書店様よりいただき、過去三回八組の講演者全員の賛同を得、このたびの出版となりました。「当事者の皆さんの『いまを生きる』」姿が、講演会場で得た感動とともに、この本を通して多くの皆様に届くことを願っております。

平成二五年六月

東京都言語聴覚士会　会長　半田理恵子

いまを生きる──言語聴覚士と当事者の記録

目次

はじめに　3

第一章　失語症……9

失語症について──東川麻里（言語聴覚士）　10

病は呼びかけ──平沢正剛／大塚和紗（言語聴覚士）　19

家族よ、いつも、ありがとう──駒林一男／高橋政道（言語聴覚士）　44

人生明日のことはわからない──栗須　寛・栗須洋子／江村俊平（言語聴覚士）　66

ライフワークのために──ロコバント・エルンスト／前田順子（言語聴覚士）　90

〈インタビュー〉──夫の障害とリハビリについて──ロコバント・靖子　112

第二章　高次脳機能障害 …… 119

高次脳機能障害について――鈴木　勉（言語聴覚士） 120

ゆっくりでもいい、前に進む！――小澤希予志・小澤京子 127

〈インタビュー〉――「ハイリハ東京」の設立について――鈴木　勉 144

第三章　構音障害 …… 149

構音障害について――相馬有里（言語聴覚士） 150

私のライフプランの希望をつないでくれた言語聴覚士――浦辺敏子／小川真弘（言語聴覚士） 160

〈インタビュー〉――母校で講演会が実現しました――浦辺敏子 184

第四章　舌がん手術後の構音障害……187
舌がん手術後の構音障害について――西脇恵子（言語聴覚士）　188
「矯正」から「共生」へ――渡辺真康・渡辺久美子／須田悦子（言語聴覚士）　197
〈インタビュー〉――渡辺さんのリハビリ計画――須田悦子　220
第五章　発達障害……225
発達障害について――一松麻実子（言語聴覚士）　226
僕が二五歳になるまで――中内克也／一松麻実子　235
〈インタビュー〉――発達協会の療育、親として思うこと――中内栄子　258
〈インタビュー〉――療育を通して知った人生に深く長く関われる喜び――一松麻実子　262

おわりに　267
巻末資料――東京都言語聴覚士会の紹介　269
執筆者プロフィール　273

＊文中に登場する方の年齢は、講演のあった平成二二～二三年当時のままとなっています。
＊また、講演者の所属も講演当時のものです。

表紙デザイン　高橋政道（言語聴覚士）
編集・撮影協力　土本亜理子

第一章　失語症

失語症について……………………東川麻里（言語聴覚士）
病は呼びかけ……………平沢正剛／大塚和紗（言語聴覚士）
家族よ、いつも、ありがとう……駒林一男／高橋政道（言語聴覚士）
人生明日のことはわからない
……栗須　寛・栗須洋子／江村俊平（言語聴覚士）
ライフワークのために
……ロコバント・エルンスト／前田順子（言語聴覚士）
〈インタビュー〉…………ロコバント・靖子／聞き手　編集部

失語症について

東川麻里（北里大学・言語聴覚士）

1　失語症とは

失語症とは、言葉を用いてコミュニケーションがとれなくなる障害です。言葉は、音声や文字による記号ですから、失語症は記号操作の障害である、という理解もできます。

失語症を理解するうえで大切な点がいくつかあります。まずは、失語症とは「後天的障害である」、ということ。お子さんがその発達の段階でうまく言葉を獲得できない症状とは異なり、一度完成された言葉が損なわれた障害です。

二つ目は、「話す、聞く、読む、書く、のすべてが損なわれる」、ということです。話し言葉であっても文字であっても、理解、表出、その双方が同時に損なわれる障害です。話すことはとても難しいけれども、聞いて理解することは比較的保たれているなど、それぞれの障害の重症度はさまざまですが、失語症ではいずれの側面も損なわれています。

三つ目は、失語症は「脳の損傷によって生じる」、ということです。脳の損傷の原因にはいくつか

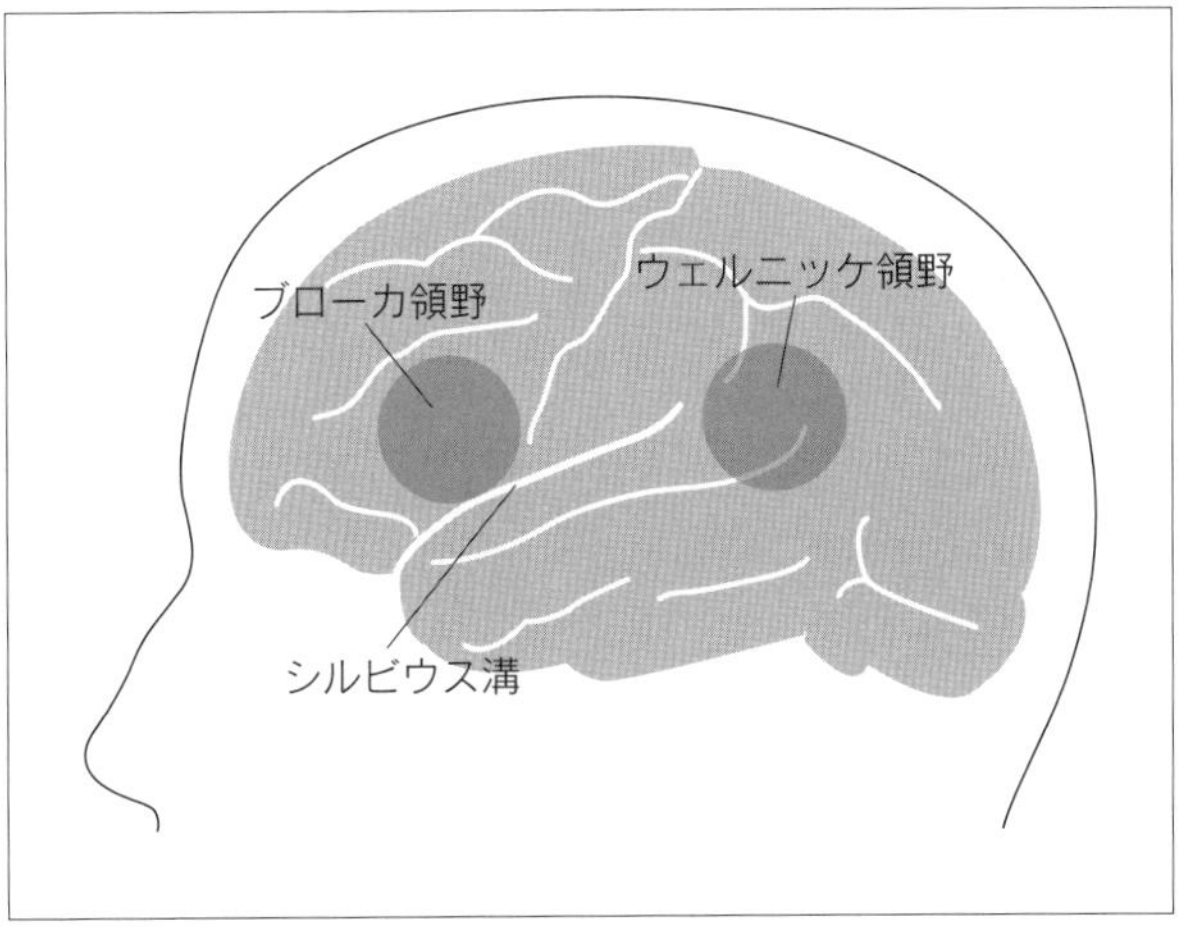

図 1-1　言語領野

ありますが、失語症の九割は脳卒中によるものと言われています。脳卒中とは、脳内の血管が破れたり（脳内出血）、詰まったり（脳梗塞）、クモ膜下腔内に出血が起こったり（クモ膜下出血）することで、その血管が支配していた流域の脳細胞が死滅してしまう病気です。

失語症は、ブローカ領野、ウェルニッケ領野など「言語領野」（**図1-1**）と呼ばれる大脳の特別な領域にある脳細胞が死滅してしまった時に生じる症状です。脳卒中のほかにも交通事故などの外傷や脳炎、変性疾患など脳に実質的な損傷を与える原因によって引き起こされる可能性があります。ですから、脳に損傷がなく、心理的ショックによって言葉が話せなくなる症状は失語症とは言いません。

この本の中で紹介する失語症の方は皆さん脳卒中を原因としています。

2 失語症の症状について

失語症の症状は、話す、聞く、読む、書く、のそれぞれの側面にさまざまな形で現れます。

①話す側面の症状

失語症の中核的症状として、物の名前が出てこない、という症状があります。これは「喚語困難」と呼ばれ、失語症の方には必ずみられる症状です。失語症ではない方にも、人の名前や物の名前がとっさに出てこない経験はよくありますが、失語症では、「ごはん」や「電話」といった身近な言葉や家族の名前まで言えなくなります。このような症状に直面すると、この方は記憶が悪くなった、と誤解されることがあります。記憶の障害は一般的には「ごはんを食べた」などの出来事そのものを忘れる症状であり、「ごはん」という言葉が思い出せない失語症の喚語困難とは区別する必要があります。

言いたい言葉が浮かばない時に、言い誤りをすることがありますが、失語症にみられる言い誤りを「錯語」と言います。「エレベーター」を「エスカレーター」、「とんぼ」を「蝶々」などのように、意味的に近い言葉に言い間違える場合と、「エレベーター」を「エベレーター」、「とんぼ」を「こんぼ」などと音を言い誤るものがあります。前者を「語性錯語」、後者を「音韻性錯語」と呼んでいます。

言い誤りには、このほかにもさまざまなものがあり、「とんぼ」を「区役所」のように、意味的にかけ離れた言葉（無関連語）に誤ったり、「エレベーター」を「クニタルモ」のように音韻的にも目標語から著しくかけ離れた言い誤り（語新作）が出ることもあります。

重度の失語症では、まったく発話がない状態に陥ることもあり、また、発話のほとんどが言い誤りとなり、「ジャルゴン」と呼ばれるわけのわからない発話となることもあります。

②聞く側面の症状

言葉は聞こえているのに、その意味がわからない、という症状です。耳が遠いわけではありませんから、こちらは大きな声で話しかける必要はありません。失語症のこのような症状について、よく知らない言葉が話されている外国を旅する旅行者にたとえられることがあります。話の断片はわかっても、詳細が理解できず、特に情報量が多く、抽象的な内容ではさっぱり理解ができない。旅行者は、相手の身振りや表情、ガイドブックなど具体的な事物を手掛かりになんとか理解をしようとするでしょう。また、実際には理解できていないのに、わかったような顔をしてすませてしまう場面もあるでしょう。話せない症状は相手にすぐにわかりますが、聞くことの障害は外からその実態を把握しにくいので、配慮が必要です。

③書く側面の症状

物の名前が思い出せない場面では、多くの場合、文字にしてその言葉を表現することもできません。言いたいことが言えずに困っている失語症の方に、「あいうえお……」の五〇音表の文字盤を示して、言いたい言葉を一文字ずつ指して伝えてもらおうと思いつくことがあるでしょう。しかしながら、冒頭に書いたとおり「失語症は記号操作の障害」であり、例えば「家族に電話をしてほしい」という思いを、たくさんの仮名文字という記号に置き換えるという作業は大変難しいのです。特に失語症では、漢字よりも、仮名のほうが難しい場合が多く、一般的に失語症の方は五〇音表の文字盤は使うことができません。

④読む側面の症状

文字を読むことも難しくなります。失語症の方は、そのほとんどが人生経験も豊富な成人ですから、新聞でも、専門書でも、一瞥して知らない文字はない、という場合がほとんどでしょう。しかし、そこに書かれた文字を声に出して読んだり、書かれていることの意味を細かく理解することができなくなります。

けれども、失語症の方にお話をする場合に、その話題のキーワードを文字で示しながらお話をすることは、理解を促すことにとても有効な手段です。この時の文字は長くならず、簡潔な単語レベルが良いでしょう。

3　失語症のタイプについて

失語症にはいくつかのタイプがあり、タイプによってそのコミュニケーション障害の印象は大きく異なります。最も基本的なタイプ分類法として、「非流暢タイプ」と「流暢タイプ」という二つに分ける方法があります。

「非流暢タイプ」の失語症は、**図1-1**に示した言語領野の中で、前よりのブローカ領野と呼ばれる前頭葉の界隈に損傷を受けた時に生じる失語症です。ブローカ領野には、発話に深く関わる機能が局在しており、この領域の損傷によって、発語失行と呼ばれる、麻痺などの運動障害とは異なる呂律《ろれつ》の障害が高率に出現します。前頭葉のこの周辺には、右半身の運動に関わる機能もあるため、右半身に麻痺を生じることが多いです。このタイプの失語症状は、呂律が回りにくく、言葉数が少なく、言いたい言葉がなかなか言えず苦しそうな印象があります。聞くことの障害ももちろんありますが、日常会話レベルであれば、聞きとることができる場合が多いです。

これに対して「流暢タイプ」の失語症では、呂律の障害はなく、言葉数も多く、むしろ病前よりもおしゃべりになった、という印象を受ける方もいらっしゃいます。しかしながら、お話の内容には錯語と言われる言い誤りや、文章の言い回しにも助詞を間違えるなどの誤りが多く、たくさん話している割には、何を伝えたいのか肝心の情報が少しも伝わらない、という症状が出ます。言葉の理解は、「流暢タイプ」の典型であるウェルニッケ失語の場合、特に悪く、ご自身の聞き誤りや言い誤りに気がつきにくい、という特徴もあります。このタイプの失語症は、言語領野の後方、ウェルニッケ領野周辺の損傷によることが多く、運動麻痺は伴いません。

失語症と言っても、その症状や重症度はその方によってさまざまに異なります。また、脳損傷によって生じる言語障害ですから、失語症以外にも身体の麻痺やその他の高次脳機能障害（本書一一九頁参照）などを合併する場合もあります。

4　失語症の方とのコミュニケーション

失語症とは、言葉をうまく使うことができなくなってしまった、記号操作の障害です。社会の第一線で活躍していた方が、失語症になると多くの場合、これまでの仕事ができなくなり、場合によっては身近な人とのコミュニケーションにまで困難が生じます。内面には、これまでの経験や知識が変わらず豊かに蓄えられているにもかかわらず、それらを人に伝える手段を奪われた形となり、その現実に打ちひしがれてしまう方も少なくありません。うまく話すことができないご自身の口を呪って、自身を殴りつけて歯を折ってしまわれた方にお会いしたこともありました。

失語症の方がうまく話せない、聞きとることができないなどの症状は、言葉という「道具」の障害、という考え方があります。言葉という道具が使えずに苦しんでいる、その方の人格は変わらない、という事実を受け止めて、その方をこれまでどおり尊重することはもちろん、その方の発信し

表 1-1　失語症の方とのコミュニケーションのポイント

1．相手の方の反応をしばらく待つ	失語症の方は言葉を思い出すのに時間がかかることが多い
2．「はい」「いいえ」で答えられる質問をする	失語症の方には「なぜ」「どうして」など 5W1H の質問は答えにくい
3．目で見てわかる手段を活用する	身振り、実物、絵、地図など言葉に捉われずいろいろな手段を併用する
4．50 音表は用いない	失語症の方には 50 音表は難しい場合が多い
5．ゆっくりと区切って話しかける	言葉の意味が即座に理解できないので、大切な言葉を区切ってはっきり伝える
6．言い誤りは訂正しない	失語症の方の言い誤りはいちいち訂正せず、本人の言わんとすることを聴きとる
7．漢字で要点をメモ	重要な話は漢字で要点を書き出したメモにして伝える
8．答えを用意して選んでもらう	質問する時にこちらで選択肢を工夫して選んでもらう
9．あの手この手でダブルチェック	一度導いた答えも聞き方を変えるなどして確認をする
10．その人の得意・不得意を理解する	コミュニケーション上の得意・不得意を理解して、やり取りを工夫する

＊八王子言語聴覚士ネットワーク編　第 2 回市民公開講座「失語症について」（2009 年）より

ようとしているメッセージに真摯に向き合ってさしあげること。これが、言語聴覚士が長きにわたって失語症の方とお付き合いをする際の基本的な姿勢であり、一般の方にもご理解いただきたい点です。具体的な失語症の方とのコミュニケーション方法につきまして、そのポイントを**表 1-1** に示しました。

失語症に関する社会一般における理解は、まだ不十分と言わざるを得ない状況です。失語症という特殊な言語症状について、一般的に理解が深まり、官公庁や企業の中で、また街中のアナウンスや表示一つにしても配慮がされる、そのような環境が願われます。

最後に強調したいことは、失語症の方にもわかりやすいメッセージのあり方は、お子さんから高齢者、外国の方、そのほかの誰にもわかりやすいものであるということです。失語症に限らず、障害者に理解のある社会は、すべての人に住みやすい社会であることにほかならないように思います。

病は呼びかけ

平沢正剛（脳出血により失語症、右片麻痺発症）
大塚和紗（初台リハビリテーション病院・言語聴覚士）

会場の大型スクリーンに、ＦＩＦＡワールドカップのドキュメント映像が流れた。

司会（東川麻里）　それではご紹介申し上げます。平沢正剛《せいごう》さん、そして医療法人社団輝生会初台リハビリテーション病院の大塚和紗《かずさ》さん、お願いいたします。

大塚　皆さん、こんにちは。初台リハビリテーション病院の言語聴覚士の大塚です。

今日は私が外来で担当している平沢さんに、「病は呼びかけ」と題して失語症になった経験、苦しい日々もあったけれど、それだけではないと思えるようになったいまの気持ちをお話ししていただきます。よろしくお願いします。

平沢さんは去年の「言語聴覚の日」の講演をお聞きになり、「来年は自分が発表したい、自分と関わる人に聴いてほしい」と思われたそうです。そして今年このように実現しました。

それではまず、自己紹介をご本人にお願いしたいと思います。お名前とお歳を教えていただけま

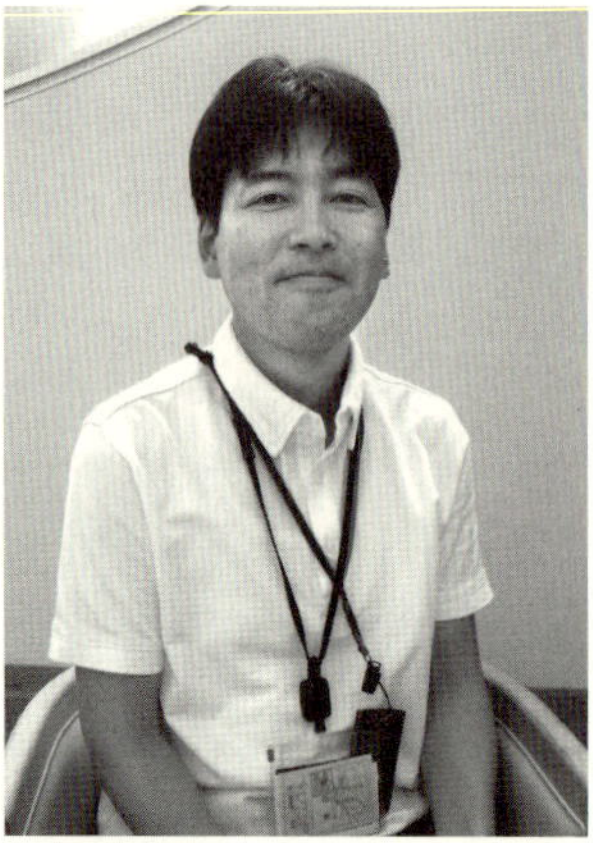

平沢正剛さん

すか？

平沢　平沢正剛です。四〇……ええと、四〇……ええと、四三歳です。性格は……。

大塚　性格は？

平沢　性格は、生真面目で前向き、愚痴を言わないです。あと、穏やかです。

大塚　この穏やか、というのはもともとではなかったそうですね？

平沢　病気になってからです。昔、苦虫を噛みつぶしたような感じと言われていました（笑）。

大塚　お仕事はいかがでしょうか？

平沢　イベントの会社の役員です。

大塚　平沢さんは各種セミナー、講演会、展示会、セレモニー、エンターテイメント、イベントの企画、制作から現場での進行、運営までをトータルにコーディネートする会社で働いていらっしゃるのですね。

平沢　はい。

大塚　その中でも平沢さんの担当は？

平沢　大型映像と大型映像プロジェクター部門の責任者です。

表 1-2　発症からの経緯

平成 19 年 10 月	脳出血を発症。A 病院に入院。 計 4 回の開頭手術を行う。 失語症・右片麻痺
平成 20 年 1 月	B リハビリテーション病院に入院。
平成 20 年 5 月	自宅退院。
平成 20 年 6 月	初台リハビリテーション病院外来開始。 少しずつ、職場に顔を出す。
平成 22 年 10 月	復職を果たす。

大塚　二〇〇二年、二〇〇六年、二〇一〇年のＦＩＦＡワールドカップの時の国立競技場で行われたパブリックビューイングは、平沢さんの会社が担当されたそうです。

はじめにご覧いただいた映像は、二〇〇二年に平沢さんが担当されたものだったのです。なんとこの国立競技場で行われたパブリックビューイングは、二〇〇三年のカンヌ国際広告賞の金賞を獲得なさったんですよね。

平沢　はい。これが日本でパブリックビューイングが行われるきっかけになったものです。

大塚　以前は自分が先頭に立ち、何でも行っていたそうですが、病気になってからは、後輩の育成に力を入れて、現場監督として働いていらっしゃいます。

脳出血を発症

大塚　そのようにバリバリと仕事をこなしていた平沢さんが、突然、倒れてしまいます。平成一九年一〇月、三九歳の時のことです（表

1-2）。

平沢さん、発症当時のことを覚えていますか？

平沢　覚えていないんです。倒れたのは自宅です。当時、仕事が立て込んでいて、朝の三時か四時まで仕事をしていて、そのあたりの時間に倒れたんだと思います。

大塚　平沢さんが救急車で担ぎ込まれた急性期病院で、リハビリを担当された方から、今回あらためて当時のことをうかがったのですが、倒れたその朝、たまたま仕事場の社長さんが来てくれたんですよね。

平沢　そうです。それで救急車で病院に行きました。でも、あとはわからないんです。

大塚　倒れる前に、予兆のようなものはあったのですか？

平沢　仕事が忙しくて、大丈夫だろうかという不安とかは高まっていました。あと、一人で晩ご飯に中華料理の店に入ったのですが、食べられなくて、おかしいなあ……と思ったことはありました。それも、後から考えると、あの時おかしかったなあ……ということなのですが。

大塚　平沢さんは急性期のA病院に入院し、失語症、右片麻痺と診断されます。その後、ガンマナイフ治療など計四回も開頭手術を行ったんですよね。この時のことは覚えていますか？

平沢　ええ、大変でした。身動きがとれなくて、ベルトで固定されていました。それに対して、それに対して……、リハビリの時はベルトが取れるのでうれしかったんです。迎えにきてくれる言語聴覚士さんが天使かと思ったんです。（会場、笑）

大塚　病棟にいる時はベッドに固定されている状態だったんですね。リハビリの時だけそれをはずして訓練室に行けた、と。

結局、ご本人の頭蓋骨は使えず、チタンメッシュを使用することになりました。頭にチタンが入っていることで大変なことも多いようですね。

平沢　飛行機に乗る時に、金属なので感知器にひっかかってしまうんですね。それで若い女性の職員にボディーチェックをされてしまって（笑）。

大塚　飛行機に乗るたびに、いつも大変な思いをしていらっしゃったんですね。仕事で飛行機を利用することが多いので、いまでは証明書を持ち歩いて、何かの時にはさっと出せるようにしているんですよね。

平沢　そうです。

発症当時の言語症状（言語聴覚士の記録から）

大塚　ここで発症当時の平沢さんの言語の症状がどうだったか、A病院でリハビリを担当された言語聴覚士さんから記録をいただきましたので、一部ご紹介します。

・平成一九年一〇月二五日（入院・手術から一週間目）から、ベッドサイドでリハビリを開始。

開眼しており、声かけに対して視線を合わせることが可能。名前など身近な質問には「Ｙｅｓ／Ｎｏ」反応があるが、年齢は年代も伝えられない。発声・発語はなく、口腔器官の随意的運動（編者注：自分の意思に基づく運動）も困難。体動は激しく、一方で嘔気があり、まだ体調は不安定。重度のブローカ失語、口腔顔面失行、重度発語失行があると考えられた。

・翌二六日にはややクリアな印象になっているが、食事を開始しているのに食べた記憶はない様子で否定する。

・その後、次第に体調は安定し、覚醒が改善していく。一〇月末には口腔ケア時に口頭指示で開口が可能になる。随意的な発声は［a］のみだが可能になる。発語器官の運動模倣が可能。

・発熱でリハビリを休む。一一月五日に再開。易疲労（編者注：疲れやすさ）あり。日常的な物品名を聞いて、選択肢から選ぶ課題では正答可能であった。じゃんけんができるが、後出しじゃんけんは困難。

・一一月八日より発音の練習を追加する。確実なのは母音でも［a］のみ。他の母音を練習。また、開閉口は随意的に可能なので、両唇音［pa］へ導こうとするが、タイミングに合わせて開口したあと、別途に［a］の発声となるため断念。開口のままハミングを促すと可能であったため、ハミングから自然に開口して［mmmma］を可能にし、そこからハミング部分を短くして［ma］の産生へと導いた。

・単音節［ma］を確実にし、「ま」が語頭につく単語、語尾につく単語、語中にある単語……と広

める一方、マ行の他の音の産生につなげるが、後者は混乱がみられた。（以下・記録略）

大塚　このA病院の言語聴覚士さんの記録から、当時本当に重度だったのだなということが伝わってきます。

平沢　最初はほとんど話せず、どうしたらいいんだろう……と思っていました。

大塚　その後、平沢さんは平成二〇年一月、Bリハビリテーション病院に転院し、リハビリを受け、同年五月に自宅退院されました。そして六月に私どもの初台リハビリテーション病院（以下、初台リハ）で外来リハビリテーションの開始となりました。

私は平沢さんが外来通院をされて半年ほどした時に、前任の言語聴覚士の異動に伴って引き継ぎする形で担当させていただきました。

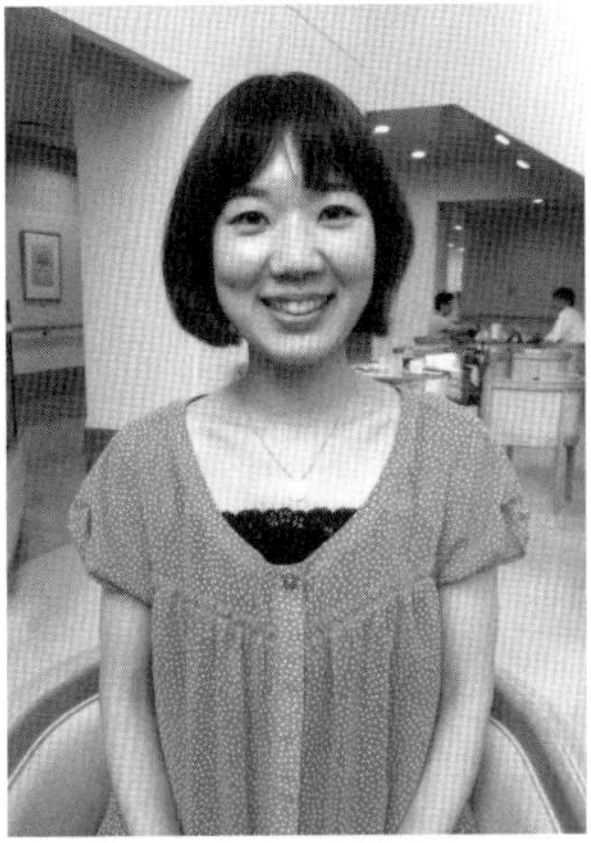

大塚和紗さん（言語聴覚士）

平沢　そうでしたね。

大塚　私が言語聴覚士になって最初の職場が初台リハの病棟でした。ですから病棟経験は丸三年あったのですが、外来は初めてで、すごく緊張していたことを覚えています。その時、平沢さんの担当になったのですが、平沢さんはいつも笑顔で、こちらの緊張をほぐすためか、「ご出身は？」など質問してくださり、話を切

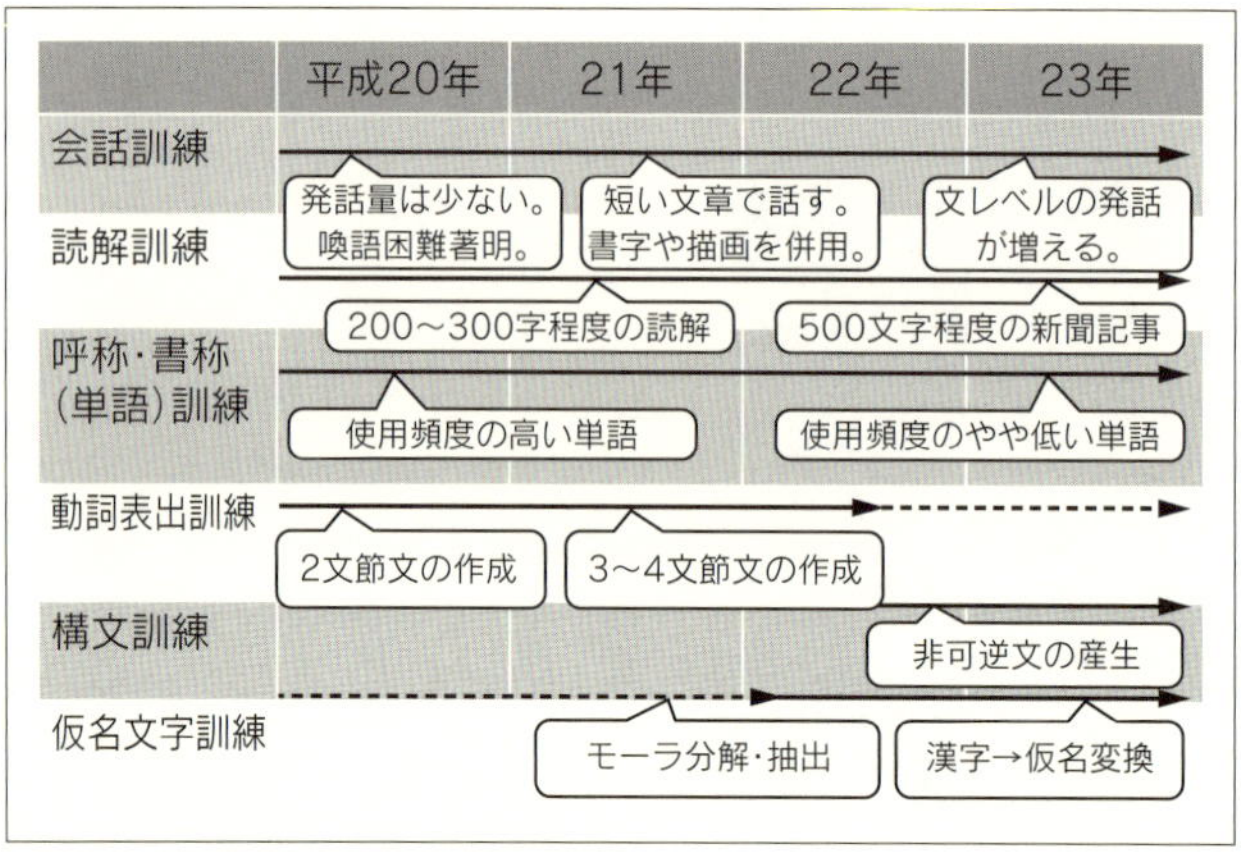

図 1-2　外来リハビリの経過

り出してくださって、とてもホッとでき、ありがたかったです。平沢さんのリハビリをどのように組み立てていくのか、その点では考えることが多かったのですが、リハビリの時間そのものはとてもいい時間でした。

平沢　ありがとうございます（笑）。実は、担当の方が変わって最初は不安でした。言語聴覚士の実習生も来るなど、人が変わると、ああ、関係づくりからまた始めるのか…と思いましたが、そういうことも自分の脳の活性化にはなったかもしれません。

外来リハビリの訓練内容と経過

大塚　では、ここで外来STで行った訓練内容と経過についてお伝えしたいと思います。

　外来STでは、情報伝達訓練として会話訓練、長文を読んで力をつけるために読解訓練、語いの拡大に向けて単語の呼称・書称訓練、動詞の表出改善のために、動詞表出訓練、文章を正しく表現するために構文訓練、仮名文字を正しく書けるように、仮名文字訓練を行ってきました（図1-2）。

平成一九年の発症当初は、日常会話をほぼ理解されていましたが、話す量が少なく、言いたい言葉があっても出てこない、違う言葉が出てきてしまう。やっと単語で話すことができる程度で、文章での会話は難しかった、という報告を受けています。絵で描いて伝えるなどの代償手段の活用も不十分でした。

平成二〇年には、語いの数は増えましたが、文章での会話は難しかったです。

その後、平成二一年頃には少しずつ文章で話せるようになってきました。しかし途中で止まってしまい、文章が完成しないことが多くありました。

平成二二年には文章で話せることが増えてきました。今年に入ってからも、話す力は良くなっています。それぞれの訓練でも、段階的に難易度を上げて、週一回の外来リハビリを行っているんですよね。

ここで、今日は言語聴覚士の方も多く参加されていますので、専門的にはなりますが、言語症状の変化を詳しく説明していきたいと思います。

表 1-3　言語症状の変化

	外来開始時（平成 20 年 6 月）	現在（平成 23 年 7 月）
聞く	**中等度障害** 情報量の多い文や複雑な文は不確実。会話は、文脈を手がかりに簡単な日常会話はなんとかわかる。	**軽度障害** 情報量の多い文や複雑な文は不確実。細部を聞き誤ることはあるが、会話は理解できる。
読む	**軽度障害** 短文は良好だが、情報量の多い文や文法的に複雑な文は不確実。	**軽度障害** 情報量の多い文や文法的に複雑な文は不確実だが、500 字程度の新聞記事が理解できる。
話す	**重～中等度障害** 発話は非流暢で、発話量は少ない。中等度の喚語困難があり、断片的な発話が多く、文は完成しない。聞き手の推測や誘導があれば、情報の一部を伝達できる。	**中～軽度障害** 中～軽度の喚語困難は残存しているが、文で話すことができる。聞き手の推測や誘導があれば、情報を伝達できる。
書く	**中等度障害** 漢字は比較的良好だが、仮名単語は困難。 文章を書くことはできない。	**中～軽度障害** 助詞の誤り、仮名の誤りは残存するが、短文であれば書ける。

言語症状の変化

大塚　まずは外来開始時の平成二〇年六月、発症から六か月の段階を見てみます（**表 1-3**）。

「聞く」…中等度の障害があり、情報量の多い文や複雑な文は不確実。会話は、文脈を手がかりに簡単な日常会話はなんとかわかる程度でした。

「読む」…軽度に障害があり、短文レベルは良好ですが、情報量の多い文や文法的に複雑な文は不確実でした。新聞記事を使って、こちらが質問をいくつか作っておいて、それに合う答えを、新聞を読んで書いてもらうという練習をしました。

「話す」…中〜重等度の障害があり、発話は非流暢で、発話量は少なかったです。発語失行により音の誤りが著明で、中等度の喚語困難があり、断片的な発話が多く、文は完成しませんでした。聞き手の推測や誘導があれば、情報の一部を伝達することができました。
「書く」…中等度の障害がありました。漢字単語の書字は比較的良好ですが、仮名単語の書字が困難で、文章を書くことはできませんでした。宿題で文字を書いてきてもらって、それを言葉として出てくるようにするという練習も重ねました。

また、言いたい言葉があっても、音が変わってしまうということがいまよりもとても強かったので、正しい音で発音できるということにも力を入れました。それでも言いたいことが言えない、とても大変な時期でしたね。

平沢　はい。あと僕が良かったと思うのは、「一週間、どんなことがありましたか？　何をやりましたか？」と聞かれて、それに答えることです。

大塚　平沢さんは少しずつ職場に顔を出されて、平成二二年一〇月に職場復帰されています。お仕事もなさっていたので、「今週はどんなお仕事があったのですか？」とか、そういったところからうかがって、だんだん話が発展していったりするなど、会話をすることで説明する力がどんどんついていったと思います。

平沢　そういう意味で、言語聴覚士さんがいないとダメです。仕事はこれをやっていれば大丈夫、というのがあるのですが……。

大塚　仕事だと共通言語みたいなものでやれる部分があるということですね？

平沢　そうです。「これ、これ」とか、「それ、それ」ですんでしまうみたいな（笑）。それでOKだったりするのです。だけど、大塚さんは言語聴覚士としてあらゆる言葉を使うことを求めますよね。それで言葉が使えるようになってきました。

現在の言語症状

大塚　発症から三年八か月後の現在を見てみます。細部を聞き誤ることがありますが、会話は理解できるようになりました。

「聞く」…軽度の障害があります。

「読む」…軽度に障害がありますが、五〇〇字程度の新聞記事が理解できるようになりました。

「話す」…中〜軽度の障害に改善し、発語失行、喚語困難は残存していますが、構文能力の改善に伴い、より文章で話すことができるようになりました。談話レベルでの発話が大幅に改善し、聞き手の推測や誘導があれば、情報を伝達できるようになりました。

「書く」…中〜軽度障害に改善し、助詞の誤りや仮名の誤りは残存していますが、短文レベルでの書字が可能となりました。

発症から四年が経過していますが、いまも言語機能の改善がみられています。平沢さんのここまでのリハビリを振り返ってみると、文章を作るという練習の比重が大きかったかなというふうに思います。一枚の絵を前に、「この男の人は何をしていますか？」と私が聞き、「男の人がパソコンを打っています」と平沢さんが答える。これを繰り返し行いました。

また、かな文字もずいぶん練習しました。漢字は書くことができるのですが、ひらがなに直すといったところで、どうしても間違いやすく、正しく書けない。例えば「名刺」という言葉について、まず何文字のひらがなから成るのか、と質問し、では、「し」は何番目か、「め」、「い」は何番目か、と問います。そして最後に「名刺」を「めいし」とひらがなで書いてもらう。この練習もかなりしましたね。

平沢さんにとって、当時大変だったことは何ですか？

平沢　宿題をやっていくのが、きつかったです（笑）。仕事の現場がいろいろなので、予定が立てられない。月曜日のリハビリの日に宿題を間に合わせるためには、週末にやらなければならないけれど、仕事があってダメだったりとか。だから、月曜日にリハビリから帰ってすぐに宿題をやる。これが大変でした。

表 1-4　発症からの経緯（身体機能・生活状況）

平成 19 年 10 月	車椅子を常時使用する。	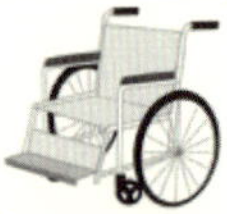
平成 20 年　1 月	自力歩行が可能となる。 着替え、排泄なども自力で行える。	
平成 20 年　6 月	電車、バスなどを利用し遠出ができる。 家事も自力で行える。	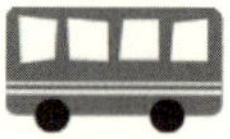

言語以外の経過（身体機能・生活状況の変化）

大塚　では言語以外の身体機能、生活状況の経過を見ていきます（表1-4）。

平成一九年一〇月、発症当初、歩行が困難なため、車椅子を常時使用していました。

平成二〇年一月には、Bリハビリ病院に転院し、右足を引きずりながらも、自力歩行が可能となりました。着替え、排泄なども自力で行えるようになりました。

平成二〇年六月、退院してからは、杖を使用せず、電車、バスなどを利用し、遠出ができるようになりました。

また、退院当初はお母様が同居され、家事などを手伝っていらっしゃったそうですが、お母様が体調を崩し、田舎に戻ってからは、家事を自分で行うようになったそうですね。

平沢　はい、時間はかかりますが。私に付き添ってくれた母を解放させてあげたい。そのためにはリハビリに励み、一人で生活できるようにしたいと思いました。

表 1-5　発症からの経緯（仕事）

平成 20 年 6 月	職場に顔を出す。当院から会社に病状の説明を行い、少しずつ、現場に行くようになる。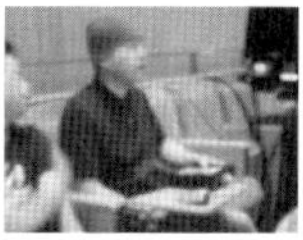
平成 21 年	以前と同じように働こうと思うが難しく、やる気はあるが、空回り。
平成 22 年	現場全体を把握するという役割が確立。

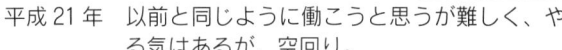

仕事の状況の変化

大塚　次に仕事の状況の変化です（**表 1-5**）。

平成二〇年六月、退院してまもなく職場に顔を出すようになりました。当院からは、会社の方に病状の説明を行いました。いまの状況を早めに伝えたほうがいいと考え、職場の方に来てくれるようにお願いしたのですが、社長さんが来てくださいました。

会社へは、当時の平沢さんの失語症状について説明しました。問題は「話せない」というところにあるのですが、しかしそれだけではなく、「理解する」こともまだ十分ではないという点についてもお話ししました。同じ職場の方とのやりとりは「これ」とか「それ」でも通じると思いますが、外部の方とやりとりすると困難が生じる可能性があるということ。ただ、それも回復中で、今後、リハビリによってかなり良くなることが見込める、ということをお伝えしました。本格的な復帰の前から職場に顔を出されていましたが、コミュニケーションの良い機会になるので続けてほしいし、それが言語の回復にもつながっていく、ということをお話ししました。

会社の方に実際お会いしてみると、何より平沢さんのことを心配して、親身になって考えてくださっていることを感じることができました。もともと平沢さんのことを社長さんは厚く信頼されていて、人間関係がきちんとできていたので、状況に合わせて仕事の量なども調節してくださるなど、理解を示していただくことができました。

　平成二一年には現場に出る仕事も増えました。以前と同じように働こうと思うけれど難しい。やる気はあるけれど空回りをしてとてもつらい……、平沢さんからそういう声を聞くこともあった時期でした。

平沢　職場に出るようになった最初は、何だか周りのスタッフと自分が噛み合わなかったんです。僕は普通にしていたんですが、スタッフにとっては普通ではなかったんですよね。何か雰囲気が違うんです。

大塚　あの頃、自分を変えなければ……、ともおっしゃっていましたよね。平成二二年には現場で動くのではなく、後輩の育成や現場全体を把握するという現場監督としての役割が確立し、安定して仕事を行うことができるようになったと聞いています。

平沢　そうです。パブリックビューイングの仕事は時代とともに変化します。それと一緒です。僕も変化しました。その中で、若い後輩を育てていきたいと思ったのです。

気持ちの変化について

大塚　ここからはさらに平沢さんの気持ちの変化についてお話ししていきたいと思います。平成一九年一〇月、発症直後は片麻痺のため車椅子を使用し、言葉もほとんど話せないという状況でしたが、この時期はどんなお気持ちでしたか？

平沢　すごいストレスになっていました。どうしたら良いんだろう……と思っていました。何が何だかわからないまま、点滴ばかりで、頭がクラクラして破損しているような、変な感じでした。

大塚　ご自分の状況がどういったことなのかもわからず……。

平沢　はい。

大塚　不安も強かったということですね。

平沢　はい。

大塚　さきほども話に出ましたが、開頭手術によって自分の頭骨が使えなくなって、チタンメッシュで頭蓋骨をふさぐことになった時期がありました。クラクラして変だったというのは、その時期のことですか？

平沢　はい。例えば寝る時、チタン側を下にして寝ると、なんか冷たい……といった違和感があったのです。

大塚　平成二〇年一月に、最初の急性期病院からBリハビリテーション病院に転院し、リハビリに励んでいた日々はいかがでしたか？

平沢　久しぶりに会う友だちがお見舞いに来てくれたのはうれしかったです。でも、やっぱり、口がきけない。話せないことがすごくストレスになりました。

大塚　そうですね。せっかく友だちが来てくれて、話したいことはたくさんあるのだけれど……。

平沢　はい。そう、そうです。

大塚　退院後、仕事に復帰した平成二一年頃は、自分の状況がわかり、つらい時期だったんですよね。

平沢　はい。そうなんです。自分としてはできているつもりでも、できていないのがつらかったです。仕事でも、まだ考える力が不十分でした。判断ができていなかったんですね。いま振り返ってみても、どうなっているんだっけ……と、そう思っている時が多かったですね。

大塚　でも、平成二二年には日常生活も余裕をもって行えるようになり、言葉も文章で話せるものが多くなっていらっしゃいます。この頃はいかがでしたか？

平沢　「病気と共に生きよう！」と思えるようになりました。この頃から、自分が何をしているかがよくわかるようになったんです。いま振り返ってみても、何をしているのかがはっきり思い出せるのです。

大塚　頭の状態がはっきりしてきたこと、言葉の障害が良くなってきたこと、あと何より仕事でのご自分の役割が確立された、ということも大きく影響していますね。

平沢　はい。

大塚　「病気と共に生きよう！」と思えるようになるには、何年もかかるものなのですね。

病気を乗り越えられた理由――苦しかった小・中学校時代

大塚　平沢さんがどうして病気を乗り越えることができたのか。これにはいろいろとお話をうかがっている中で、小・中学校の経験が大きく影響していると思いました。今日はご本人の了承を得て、当時の様子をお話しいたします。

平沢さんは岩手県盛岡市で暮らしていました。幼い頃は恵まれた生活だったそうですが、小学校の高学年になった時にお父様が単身赴任されます。年の離れたお兄様二人も上京し、平沢さんはお母様と二人暮らしとなりました。

その頃から経済的にとても厳しい生活になりました。集金の人が来た時など、お母様がいても子どもの平沢さんが出て、「お母さんはいない」と言って居留守を決め込み、集金を滞納することもあったということです。お母様はお金を工面するために夜遅くまで働いていました。

平沢さんは学校が終わってから、お母様の職場に行き、夜遅くまでそこで過ごすこともありました。雪の降る寒い深夜に二人で帰ってきて、やっと部屋が温まったと思う頃には朝になり、学校に行くなんてこともあったようです。

お母様の職場に行かれない時には、一人でご飯を食べ、一人で夜を過ごしていました。お母様と二人暮らしといっても、一人で生活しているような状態で、とても寂しい思いをしてきたそうです。そんな生活が五年ほど続きましたが、生活を変えるため、平沢さんは東京でお兄様と暮らすことを選びました。中学二年生の時のことです。学校の先生からは反対されたようです。お母様もびっくりされたそうですが、いまの生活が良いものだと思えなかったので、本人の意志を尊重することにしたそうです。

東京でのお兄様との生活は、経済的には厳しいものでしたが、実家にいる時より、気持ちの面では少し楽だったということです。

この頃、平沢さんはある恩師との出会いにより、つらい小・中学校時代を乗り越えられたのだそうです。その人は平沢さんに、人生には必ず「一本の白い道」があると教えてくださいました。そのことがあって、「試練は呼びかけ」と思うようになったと言います。

平沢さん、この「一本の白い道」というのはどういうことですか?

平沢　困難には必ず一つの解決の道がある。それを信じて自分を変えていく、ということです。くよくよせずに、人生に起きたことを受け止めていくということ。いかなる試練や苦難でも、へこたれないということなのです。

大塚　前を向いて、くよくよしない、人生に起きたことを受け止めていく、そういうことなんですね。

この恩師の言葉が平沢さんに大きな影響を与えていて、子ども時代のつらい経験が乗り越えられたそうです。そして今回の病気も、「苦しいけれど、また乗り越えていけばいい」と思えるようになり、「病気は自分に呼びかけている」「自分が変わるチャンス」と考えるようになったということです。

平沢さんは、言葉の機能が改善していること、仕事での自分の役割が確立されたこと、一人でできることが増えたこと、また、この先もまだまだ良くなるという希望があること、それらの思いをもって、いまも「一本の白い道」を前に進んでおられます。

いま思うこと

大塚　いま、平沢さんが病気をして思うことは、どんなことがありますか?

平沢　視野が広がり、成長している。病気になったことは「負」ではないと思います。決して恨むことはないと思います。

大塚　病気をしたほうが良いなんてことはないと思いますが、病気になったことは悪いことだけではなかった、ということですね?

平沢　はい。

大塚　病気をしてから変わったことにはどんなことがありますか?

平沢　人の苦労がわかるようになりました。言葉じゃなくて、困っている人が互いに通じ合うものがあるように、感じるものがあるようになりました。

大塚　言葉じゃなくて気持ちで感じるようになった、ということですね。

平沢　はい。

大塚　ほかにはいかがですか？

平沢　人から優しい顔になったと言われます（笑）。それから人に感謝できるようになりました。

大塚　お仕事の面ではいかがでしょうか？

平沢　昔、自分は技術を上げて、プロになることばかり考えて、世間に自分を認めさせたい、僕が正しい、間違っているのはお前だ、というふうに考えていました。

大塚　いまはいかがですか？

平沢　いまは何でも自分がやるのではなく、人を信じて後輩を見守れるようになりました。

大塚　後輩、学生を育てていきたいということですか？

平沢　はい。

大塚　そういったところも変わってきた部分だと？

平沢　はい。可能な限り自分から話をすることを心がけ、チャレンジしています。見ず知らずの人にもチャンスがあれば話しかけてみる。その際は必ず笑顔で、と思っています。

ただ、本当は病気をしたからといって、僕自身は変わっていないところもあります。失語症だったり、身体障害者だったり、そういう枠で括ってしまえば、変わった部分があると思いますが、本当はそういうことではなくて、僕は変わっていない。

大塚　平沢さんは病気になっても平沢さん、という意味ですか？

平沢　はい。人間はみんな同じでしょう？　大塚さんだって病気はするんですよ。でも、病気をしても大塚さんは大塚さんでしょう？　そう考えると、人間はみんな一緒だと思います。

終わりに

大塚　平沢さんにとって病気になったことは、大変なことも多くありましたし、苦しい日々もありましたが、いまはいかがでしょうか？

平沢　病気になっていまの自分がある、ということです。病気を受け止める生き方をしよう。「病は呼びかけ」ということです。ネガティブなことも一切含めて、何かからの呼びかけである、と思います。

大塚　前を向いてくよくよしない、人生に起きたことを受け止めていく、いかなる苦難も試練も乗り越えていく、ということですね。

皆さんは今日のお話を聞いていかがでしたでしょうか？　これからも平沢さんの進む道を応援していきたいと思っています。どうもありがとうございました。

講演を終えて

司会（東川）　素晴らしいお話でした。ありがとうございました。あのオープニングで上映した平沢さんの映像はカンヌ国際広告賞をとられたということですよね。世界トップクラスのお仕事を最先端でしていらっしゃる平沢さんのお話でした。いろいろな思いが沸き上がって私の気持ちも高ぶっているのですが、いくつか質問をさせてください。

まず、急性期の入院中のエピソードがありました。具合が悪くて、ベッドにベルトがついていた、と。胸が苦しくなってくるのですが、ベッドから落ちてしまっては危ない、という状況だったのだと思います。言語聴覚士が来る時だけベルトを外してくれて、その時にやってくる言語聴覚士が大使のように見えた、とおっしゃっていましたけれど、いま四年たって、平沢さんにとって言語聴覚士はどのような存在ですか？

平沢　天使のように見えます。（会場、笑いと拍手）

大塚　ありがとうございます。

司会　「天使の質」といったらおかしいですが、大塚さんはどんな天使だったですか？

大塚　一緒にリハビリをしているんですけれど、私自身いつもいろいろな話をしてくださる平沢さんに会うのが楽しみで、平沢さんのほうが天使と言いますか、いつも楽しい時間となっています。

司会　うれしいですね。もう一つ、お話をうかがいたいと思うのですが、いま復職なさって現場を把握するお仕事をされています。そして後輩を育成する場にまわっているというお話がありましたが、具体的にはどんな形でお仕事をしていらっしゃるのか、お話しいただけますか？

平沢　以前は、規模の大きな現場を一人で仕切っていましたが、いまは小規模な現場を担当し、機材設置、配線、上映オペレートを行うことがあります。ただし、重量のある物は持てないので、アシスタントを使っています。また、会社で受けた仕事の現場には、ほぼ同行して、若いスタッフによる設置・配線のアシストを行っています。

大塚　次の世代を引っ張っていく、ということですか？

平沢　そのとおり！　そうです。

大塚　多くを任せているような感じですね。

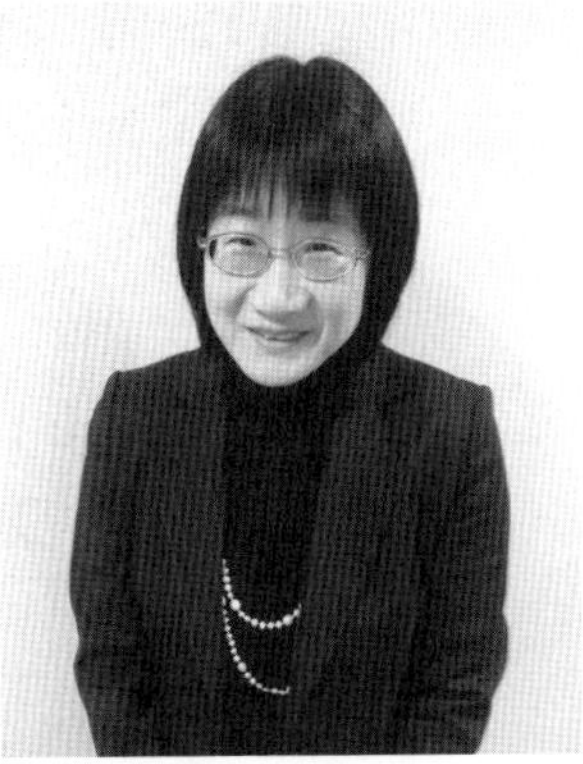

東川麻里さん
（司会・言語聴覚士）

平沢　はい、そうです。

司会　後輩を指導するというお仕事は、おそらくお倒れになる前からあったのだと思いますが、いまはいかに後輩に自分の技術を伝えていくかというところで、お仕事をしてくださっているのですね。ぜひ日本のパブリックビューイング、この技術を伝えていただきたいと思います。今日は素晴らしいメッセージを皆さんにいただけたと思います。本当にありがとうございました。

家族よ、いつも、ありがとう

駒林一男（くも膜下出血により失語症発症）
高橋政道（世田谷区立総合福祉センター＝当時・言語聴覚士）

司会（東川）「家族よ、いつも、ありがとう」と題したご講演は駒林一男さん、そして世田谷区立総合福祉センターの言語聴覚士、高橋政道さんです。お願いいたします。

高橋　私は、世田谷区立総合福祉センターに勤務しております、言語聴覚士の高橋と申します。

実は今日大変重大な失敗をしてしまいました。後ろに上映したスライドの真ん中にスピーカーのマークがあるのですが、それをちょんと押すと、「夜霧よ～、今夜も～、あ～り～が～と～う～♪」という歌が流れてくるはずなんですが、うまくいかなかったのです。（会場、笑い）

石原裕次郎の「夜霧よ、今夜も、ありがとう」という歌は、これからご紹介いたします駒林一男さんのお好きな歌です。今回のタイトルを決めるにあたって、ギャグになってしまうかもしれませんが、ちょっと変えて、「家族よ、いつも、ありがとう」と、こういう題を二人で決めました。この言葉は駒林さんのいまの率直なお気持ちでもあると思っています。

ここでご本人に自己紹介をしていただきます。どうぞ。

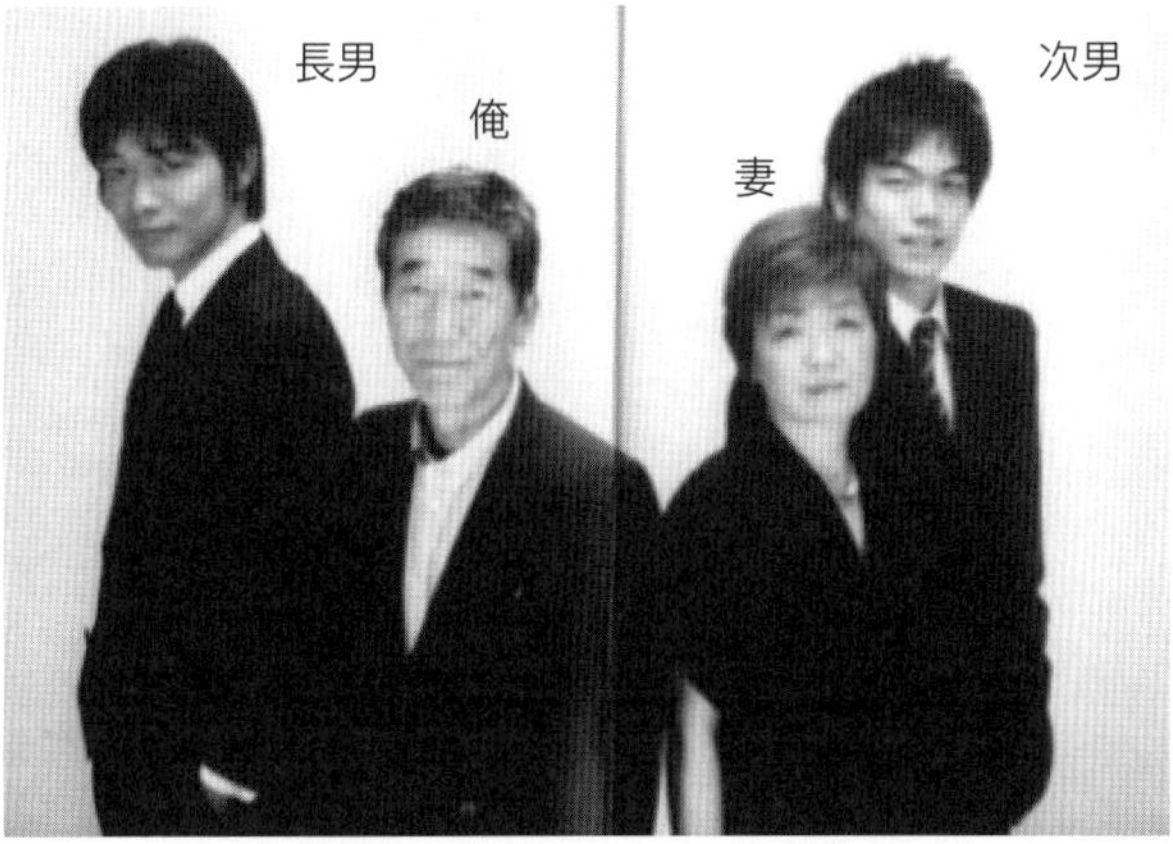

写真 1-1　私の家族（駒林さんの家族写真集から）

駒林　駒林です。よろしくお願いします。

高橋　これからスライドを映し、ナレーションを私が担当させていただきます。

これは駒林さんの息子さんたちが、駒林さんの還暦のお祝いに作成した写真集です（**写真1-1**）。

今回の発表に際して駒林さんのところに取材に行った時に、この写真集を見せていただいたのですが、中には息子さんたちご家族の思いがぎっしり詰まっていました。そこでこのアルバムをもとにしてこの講演の内容を構成しました。

またこの講演では、事前に駒林さんだけでなく、奥様の慶子さんからうかがったお話も合わせてご紹介する形で進めさせていただきます。

ある日突然……

高橋　では、まず、駒林さんのプロフィールを紹介い

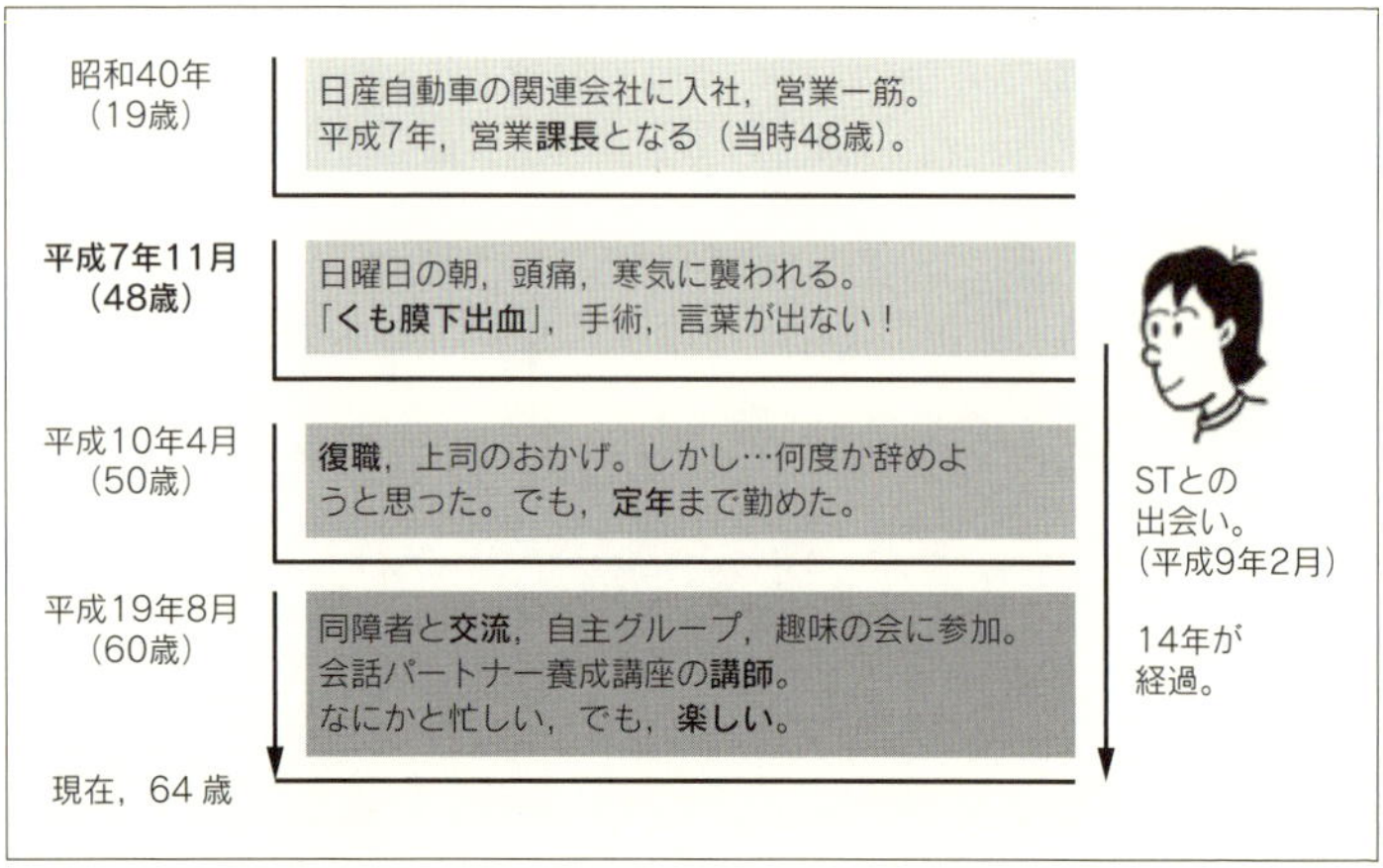

昭和40年
（19歳）
日産自動車の関連会社に入社，営業一筋。
平成7年，営業**課長**となる（当時48歳）。
平成7年11月
（48歳）
日曜日の朝，頭痛，寒気に襲われる。
「**くも膜下出血**」，手術，言葉が出ない！
平成10年4月
（50歳）
復職，上司のおかげ。しかし…何度か辞めようと思った。でも，**定年**まで勤めた。
平成19年8月
（60歳）
同障者と**交流**，自主グループ，趣味の会に参加。
会話パートナー養成講座の**講師**。
なにかと忙しい，でも，**楽しい**。
現在，64歳
STとの
出会い。
（平成9年2月）
14年が
経過。

図 1-3　私の履歴書

たしましょう。

昭和二二年八月二三日生まれ。現在六四歳。山形生まれの埼玉育ちだそうです。奥様と息子さん二人の四人家族です。趣味は、ゴルフ、スキー、野球、写真、麻雀と多趣味です。駒林さんのお母様によりますと、昔から人に好かれ、大変真面目な性格の方だそうです。

駒林さんが病気になられた時は、ご長男は高校一年生、次男さんは小学校五年生でしたよね。

駒林　はい。

高橋　駒林さんの歩みを図にしてみました（**図1-3**）。

昭和四〇年、一九歳で日産自動車の関連会社に入社。若かりし頃の駒林さんは多趣味で、仕事にも大活躍でございました。平成七年、四八歳で営業課長に抜擢されました。比較的早い昇進だったですか？

駒林　はい。

高橋　しかし、さあこれからという時、平成七年の一月のある日曜日の朝の出来事でした。突然頭が痛くなって、寒気もしてきたそうです。いままでこういうことはなかったですか?

駒林 なかった。

高橋 この日は次男さんのサッカーの試合を見にいく予定だったんですよね。顔を洗ってからタバコを吸っていると、突然激しい頭痛がして、立っていられない感じになられたとか。しかし救急車は呼ばず、自宅から二~三キロ先にあるA総合病院に自家用車で行き、受診されたそうですね。奥様のお話だと、病院ではじめは「風邪じゃないですか?」と言われて、イスに座らされたそうです。ところがだんだん座っていられない状態になって、横になってしまった。これはおかしい、ということでCT検査をした結果、動脈瘤破裂によるくも膜下出血と診断され、七時間におよぶ手術となったんですね。

駒林 はい。

高橋 この時はもう何か言おうとしても……。

駒林 全然……。

高橋 言葉が出なかったんですね。次男の方が思い出しながらおっしゃっていたんですが、ちょうどご長男の誕生日の直前だったらしいですね、「親父が兄貴に『誕生日が近いね、おめでとう』と言っていた、その言葉がいまでも耳に残っている」とおっしゃっていました。

駒林さん、覚えていますか?

駒林 覚えています。

身体の麻痺は軽かったけれど

高橋　幸い、身体の麻痺は軽かったのですが、失語症が残りました。その症状ですけれども、言葉が出てこない、思い浮かばない、字が書けない、字を見ても読めない、という状況でしたでしょうかね？　言葉の理解は、だいたい言っていることはわかった、と。

その時の様子を奥様は、「とにかく生きていて良かった」と思ったそうです。長男の方は、病気と戦っている様子を見て、「親父も頑張っているんだな」というようなことを思ったそうです。手術をしてしばらくしたら、動くことはできたのですか？

駒林　全然……。

高橋　手足の回復はあったものの言葉が出ない。このショックは大きかったと思います。発症から入院、手術、退院、リハビリ生活と、いままでとは一変した生活に戸惑いながらも、ご家族の皆さんは、それぞれ自分のできることをやって一致団結していったとうかがっています。

例えば、次男さんは持久走で最高三等どまりだったのが、この時は一等を取ったとか。長男さんは高校生でしたが、家計を助けようと思ったのか、アルバイトに精を出したのだそうです。奥様のほうは、ちょうど世田谷区に引っ越してきたばかりで、慣れない生活で眠れない日々もあり、体調を崩したこともあったそうですが、それでも新しい仕事を始めるなど強くなったという感想を、のちに回想としてお聞きしています。

発症当時の言語能力

高橋　もう一度経過を振り返ると、駒林さんは平成七年一一月に倒れ、手術を受け、翌年の平成八年三月に最初の病院を退院されました。そしてリハビリのために同じ三月にBリハビリテーション病院に転院し、約二か月入院されています。その後、C医療センターの外来リハに週二回通院して、言語聴覚療法の訓練を受けておられます。そして平成九年に、私が勤務しています世田谷区立総合福祉センターに言語聴覚療法を受けに来られました。

　ここに発症から約一年にあたる平成八年の一〇月頃、C医療センターで言語聴覚療法の訓練を受けていた当時の駒林さんの言語能力を記した報告があります。それによると、

「聞く」…日常会話の聞き取りは比較的良好。

「話す」…保続（編者注：一度口にした言葉が不適切に繰り返し出てきてしまうといった症状）が強い。「そして」「やっぱり」などが多く、非実用的。ジェス

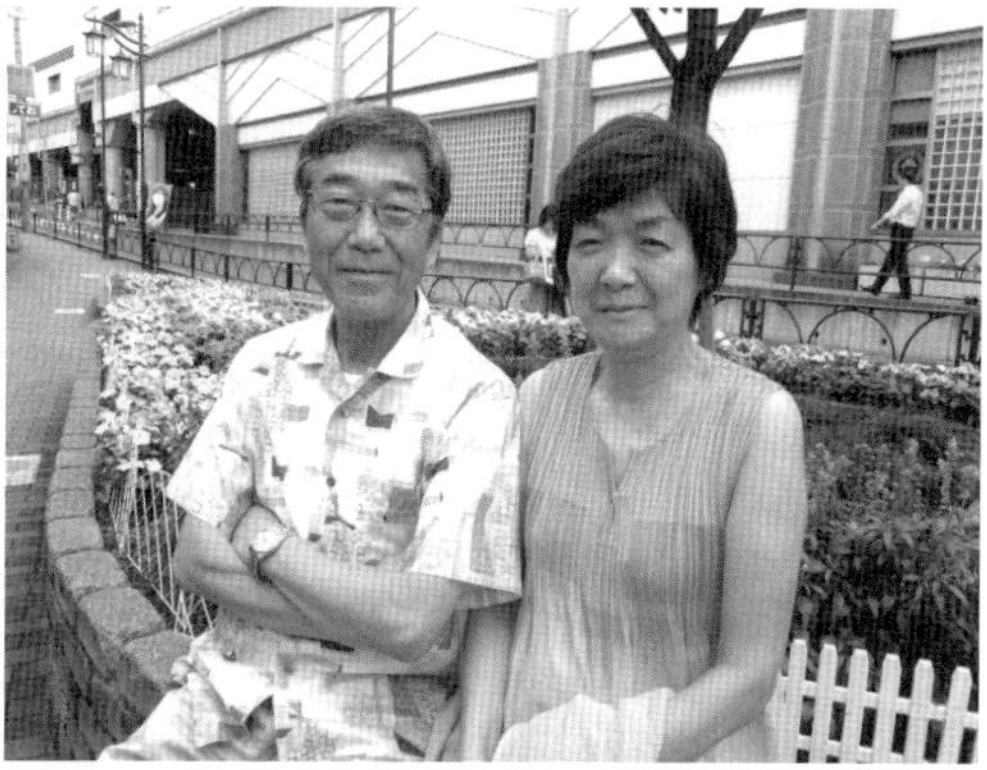

駒林一男さんと慶子さん

チャーを交えなんとか伝える。

「読む」…比較的良好。

「書く」…単語レベル。

「コミュニケーション能力」…ノンバーバル（編者注：言葉以外のコミュニケーション手法）良好。

発語があるが言葉が続かない。


駒林さんは幸い身体の麻痺は軽かったのですが、このように重い失語症が残りました。

出会いの印象

高橋　私との出会いは平成九年の二月頃。発症から一年三か月が経過していました。奥様が付き添っての来所でしたが、「一人での通所は難しいですか？」と尋ねると、身振り手振りで、「近いから一人でも大丈夫」というようなことをおっしゃっていました。しかし、やや不安げな様子だったことを覚えています。熱心に何かを伝えようと努力されるのですが、伝わらないと、「ああ、だめだ」とあきらめてしまう場面もしばしばありました。会話の理解は、やや長めの話や込み入った内容になると、どこまで理解されているか確認が必要でした。

私のリハビリ開始時の印象としては、特に表出面においては、重度の失語症だと考えられました。

明るい人柄で、努力家だとも感じました。リハビリは熱心に取り組まれていました。駒林さん、そうですよね？

駒林　はい（笑）。

失語症の症状（高橋STのリハビリ開始時）

高橋　リハビリ開始時は次のように評価しました。

「聞く」…挨拶や日常会話の理解は良い印象がありました。しかし、やや込み入った内容になると、理解は十分とは言えず、聞き返しや問いとは違う反応が見られました。理解できているかどうかの確認が必要で、問いかけ方にも配慮が必要でした。

「話す」…発語失行、保続、錯語、数字の言い間違えなどがありました。話し言葉はあまり実用的ではありませんでした。音のひずみや置換が見られましたが、自分の名前、家族の名前はそれらしく言うことができました。数字はしばしば、聞き手が用紙に書いて確認する必要がありました。

「読む」…日常生活でよく目にする単語や比較的平易な文の理解は良好でした。理解を促すために、漢字単語でキーワードを書いて示すことは有効な手段だったと思います。パンフレットや新聞記事の見出し、施設からの案内文なども内容によっては理解できていました。
「書く」…自分の名前、家族の名前、住所、馴染みのある地名など一部の単語レベルの書字は可能でした。数字は口頭表現よりも書いたほうが正確でした。話し言葉よりも、書いて示すことのほうが、聞き手には何を伝えたいかの確実な手掛かりとなりました。

リハビリ計画

高橋　このような駒林さんの失語症の症状に対して、どのようなリハビリが必要かということですが、まず、「聞く、話す、読む、書く」の各言語機能の改善に向けたアプローチとともに、話し言葉以外の手段、例えばジェスチャーや絵や図を描いて伝えるなど、代償手段を積極的に使ってやり取りをし、会話が成り立ったという成功体験をしていただくことも訓練目標としました。

以上を踏まえて、次のようなリハビリ計画を立てました。

「理解面の改善」…文字や話し言葉の理解をより確実にすること。単語から短文レベルの文字の理解を促す課題を実施しました。ＳＴと身近な話題について、文字や身振り、絵や図、写真など、理解を促す手段を使って会話のやり取りをしました。
「表現手段の獲得および向上」…発語失行改善のためのアプローチとともに、キーワードとなる文字や数字を書く、絵、図、写真、パンフレットなど視覚的な手掛かりとなる物を使ってやり取りする、手帳に必要なこと、例えば、時間、場所、人名、日付などをメモする……といったことを実施してもらいました。

特にこの手帳にメモをするという方法は、近況など私と駒林さんが会話のやり取りをする時に、大いに役立ちました。

また、復職も直近の課題としてありましたので、ケースワーカーなど他職種との連携やご家族とのコミュニケーションにも配慮した関わりが必要と感じていました。

復職に向けて

高橋　さて、そこから月日が流れ、発症から二年と五か月ぐらいが経ちました。やや消極的だったご主人と一緒に、奥様は復職の相談に、かねてからお世話になっている上司を訪ねました。そして、「営業ではなく、ほかの仕事があれば続けさせていただきたい」とお願いしたそうです。駒林さん、この上司の方の存在というのがやっぱり大きかったんですよね。

駒林　そうです。

高橋　仕事は、結局、営業の仕事ではなくて、整備一課、検査係というところに所属されたんです

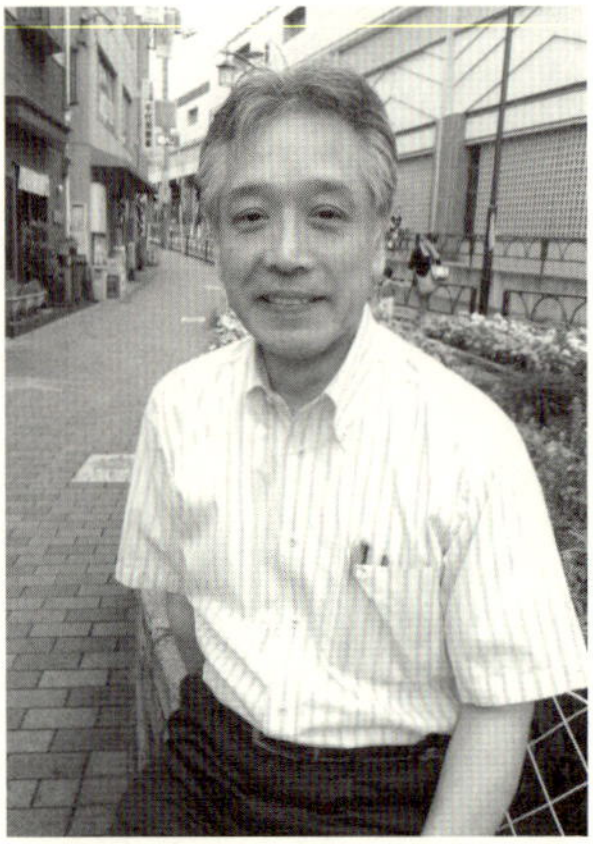

高橋政道さん（言語聴覚士）

よね。身分は「人事部付課長」という肩書きです。私は会社勤めをしたことがないので、この身分が偉いのかどうなのか、わからないんですが?

駒林　まあまあ（笑）。

高橋　営業をされていた時には営業部長だったそうで、復職にあたっては駒林さんのジェスチャーによると、二階級下がったそうなのですが、人事部付課長になられた、と。内容は車検の車を移動する仕事、でいいですか?

駒林　そうです。

高橋　復職に向けて特別にリハビリをしたということはありませんでした。しかし、会社側がご本人のコミュニケーション能力をどの程度理解していて、駒林さんに合った環境を用意してくれるか、そのことが気がかりだったので、ご本人と奥様に、必要があればSTが会社に出向き、会社側に現状や対応の仕方などを説明する用意があることをお伝えしましたが、その必要はないとのことでした。奥様には、言語症状とそれへの適切な対応についてお伝えしました。

いま思うと、もっとSTとして積極的な介入（関わり）を会社側にしても良かったのではないかとの反省があります。

始末書事件

高橋　仕事は順調に……と言いたいところですが、いろいろな出来事がありました。一つは「始末書事件」と名付けていますが、ある時、お客さんの車をぶつけてしまったそうですね。それで始末書を書かされたんですね。この時の心境は？

駒林　しまった！（会場　笑）

高橋　また、こんなこともありました。残業の日々ということで、ひどい時には、朝六時頃に家を出て、帰宅は夜の一一時ということが続いたそうです。ＳＴの訓練室にみえた時、手とか顔が真っ赤に腫れていて、ぶつぶつができていたんですが、何の原因かはわかりませんが、体調もそういう具合で悪かったんですね。

この時、奥様が会社に配慮してほしいと掛け合ってみようと思ったそうなのですが、ご本人は何とおっしゃったのですか？

駒林　「いいよ」と。

高橋　「いいよ、言わなくても」ということだったんですね。

そこにさらにリストラの波が押し寄せます。平成一二年か一三年の頃だったと思うのですが、ついに、駒林さんのところにも、「希望退職者を募る」という内容の書面が届きました。私にその書面を見せてくれて、「どうしよう……」と。その対策を二人で考えましたね。ちょっと多めの退職金をもらって、辞めるのも手ではないかという話もしたのですが、結局は？

駒林　続ける。

高橋　打ち合わせどおりですね（笑）。「続ける」という結論に達しました。

　リハビリのほうは、復職後も週一回の個別訓練を継続しました。会社での様子をこと細かく尋ねることが個別訓練の日課となりました。あまり職場内の困り事に関しては語られませんでした。語れなかったのかもしれませんが。仕事の内容や職場での人間関係、いろいろな手続きなど、どうしているか知りたかったのですが、聞き出せなかったことも多々ありました。

　ただし、仕事上の失敗のこと、残業で心身ともに疲労していた時期、リストラの危機があった時、お子さんの進路のことで悩んでいた時など、直接ＳＴが職場や家庭に働きかけることはしませんでしたが、ご本人の気持ちや解決策などを、時間をかけて話し合いました。必要に応じ、奥様に連絡をして対応していただいたこともありました。何気ない日常の出来事から心配事や悩みなどを話していただき、一緒に考える機会を作るようにしました。

　当時、会社でのいろいろなお付き合いもありましたよね、歓送迎会とかお花見とか忘年会とか社員旅行とかあったと思いますが、そういうものには出られたのですか？

駒林　行かなかったですね。

高橋　そうだったんですね。たいがい不参加だった、と。昼休みはテレビを見て過ごされるという生活だったんでしょうかね。でも、たまには（社員の付き合いに）出てみたいと思われませんでしたか？

駒林　う〜ん、行かないね。

高橋　行かなかったそうです。そのようなわけで、仕事は紆余曲折、波瀾万丈、何度かやめようと思ったそうです。

迷い、考え、「仕事を続ける」と決断

高橋　希望退職者を募る手紙が来たり、身体がきつかったりして、会社を辞めようかなと迷った時もあったそうですが、決断は、「続ける」となった。その決断をしたあと、なぜか私のところにお見えになって、「社訓」と言うのでしょうか、会社の標語のようなものをお持ちになって、それを俄然音読しようとなさいました。その練習を始めたことがありましたね。

また運転免許証の更新の時期を迎えまして、視力検査で「右」とか「左」とか言わなければいけないということで、その練習もしたんですよね。とりあえず試験場に問い合わせてみようということで電話をしたら、ジェスチャーでも良いですよ、なんて軽く言われまして、あっそうか、と拍子抜けしましたね（笑）。すごく練習したんですが、身振りで大丈夫だと言うことで見事パスされました。

仕事を続けると決め、気持ちも少し落ち着いてきた頃、かねてからの趣味だったゴルフと、仕事

では敷地内で運転をしていたのですが、一般道での車の運転を再開しました。
当時のスケジュール帳を見せていただくと、ゴルフなどびっしりと予定が入っていました。それと、うまいもの屋、お店の名前なども入っていたのですが、連れていってもらったことは一度もありません（笑）。この時、新車を購入したんですね。

駒林　そうです。日産！（笑）

高橋　私、ここで、「トヨタですか？」とうかがう予定になっていたんですが（笑）。一足先に言っていただきました、日産だそうです。（会場　笑）

ついに、定年！

高橋　そしてついに定年を迎えられます。いろいろつらいこともあったと思いますけれど、定年まで続けることができました。私も豪華な（！）花束を持ってお祝いに行きました（笑）。
「どうして定年まで勤められたのですか？」と聞いたところ、あるエピソードを教えていただきました。いつも駒林さんとやりとりをする時には、二人の間にメモ用紙を置いて、お互いに書きながらします。この時もメモをはさんでのやりとりだったのですが、定年まで仕事を続けられたのは、病院に入院している時に、お見舞いに来た知人のひと言だったのだそうです。何と言われたのですか？

駒林　「こりゃ、だめだ」

高橋　知人が駒林さんを見て、「こりゃ、だめだ」と言われたそうなのですが、このひと言を思い出すたびに、「よ〜し、頑張るぞ」という気になったとおっしゃっていました。けっこう悔しかった、ということでしょうか？

駒林　（頷く）

失語症の自主グループと出会って

高橋　さて、定年後のお話になるのですが、会社を辞められた後、私が失語症の自主グループへお誘いしました。実は、復職中にも例えば土日にやっている「失語症友の会」だとかに顔を出してみないかということでお誘いしたのですが、断られてしまいました。それで定年された機会にまたお誘いしたのですが、見学していただいた時の感想は、「おもしろくね〜」「年寄りばっか」、こういうものでした（笑）。本人だってそう若いとは言えないですけども、こういう感想でしたね。

駒林　……（苦笑）。

高橋　ところが、きっかけがあったんです。ある時、自主グループの行事に写真係として同行をお願いしまして、写真を撮っていただいたのですが、それをきっかけにグループの専属カメラマンとなり、活躍されました。

さらに、麻雀のグループにも参加されました。また、ゴルフも昔の仲間を誘ってコースを回っているとのことです。これはどうですか？

駒林　麻雀とゴルフが一番！（会場　笑）

高橋　また、新たな趣味にも挑戦しました。NHK学園の写真通信講座を受講されました。この講座に写真を応募する時に、どうしてこの写真を撮ったのか、その理由をコメントとして書いて提出しなければならず、それで私のところに持ってきて、「何か適当に書け」ということで、STがゴーストライターを務めました（笑）。そのおかげかどうかわかりませんが、見事講座を修了されました。ですが、途中で、「コメントを書け」という話を持ってこられなくなりましたが、どうしたんでしょう？　私はてっきり写真をやめてしまったのかなと思っていたら、ちゃんと修了されていましたが、コメントは自分で書いたのですか？

駒林　う〜ん、そう！

高橋　そうですか。あとでちょっと追求してみたいと思います。（会場　笑）　いま写真は何を撮っているのですか？

駒林　スカイツリー。浅草の夜景。スカイツリーを入れて、夜景を撮っています。

高橋　それはいいですね！

「失語症会話パートナー養成講座」の当事者講師に

高橋　ところでもう一つ、私は駒林さんに、世田谷区の事業として行われている「失語症会話パートナー養成講座」という講座の当事者講師をお願いいたしました。

失語症に関する基本的な知識や失語症のある方の心理などを学び、あわせて、演習を通して会話のスキルを身につけて、失語症のある方の会話を支援するボランティアを養成する講座です。講座のプログラムには、「失語症の人との会話練習」というのがあり、駒林さんには、受講生の会話の相手をしていただきました。私たちは、駒林さんのような方々を「当事者講師」と呼んでいます。初対面の人と会話のやり取りをするのは緊張もするし、神経を使うだろうなと思い、ご協力にいつも感謝しています。いまではなくてはならない講師の一人なのですが、最初の頃はどう思っていたのでしょうか？

駒林　う〜ん、まあ、いいかなあ……。

高橋　……という具合で（笑）、最初は、なんだこりゃ？　と思っていらしたようなのですが、いまは人の役に立っているんだなあということを？

駒林　そうです。間違いなし！（笑）

いま思うこと

高橋　いま駒林さんが思っていることですが、今回駒林さんのお宅におじゃまして取材をしたり、また私が昔の記録をひっくり返していろんなエピソードを調べて、まとめました。

・つらいこともあったけれど、定年まで勤められて良かったな。
・新たな仲間が増えた。同じような病気をされた方との交流もあります。
・会話パートナーの講師を務め、人の役に立っているっていいねと思えた。
・直接言ったことはないけれど、妻に感謝。
・子どもたちの成長、独立が楽しみ。
・体調がちょっと心配。大事にしなきゃ。

こういうことが、いま駒林さんが思っていることかなとまとめさせていただきました。最後に、駒林さん、ひと言お願いします。

駒林　家族よ、いつも、ありがとう。（会場　拍手）

高橋　見事にまとめていただきました。言葉に関してはまだまだ不自由なことが多いと思いますけれど、息子さんたちが作ったアルバムを拝見して、ご本人もご家族もお互いに「ありがとう」と言える関係を築いてこられたのだなと感じました。

これで駒林さんのご紹介は終わらせていただきます。皆さまの中にも駒林さんが体験したことと同じような体験をされたり、また、同じような思いを抱かれた方がいらっしゃったかもしれませんが、共感していただけるところも多かったと思います。皆さま、お付き合いいただき、ありがとうございました。駒林さん、どうもご苦労様でした。

講演を終えて

司会(東川)　どうもありがとうございました。駒林さんと言語聴覚士の高橋さん、ナイスなダンディのお二人はいい雰囲気ですね。きっと言語訓練室の中でもこんな雰囲気でお話をしてこられたんだなあと思って、本当に引き込まれました。

一つだけ、駒林さん、おうかがいしてもよろしいでしょうか？　高橋さんとは長いおつきあいになりましたよね。駒林さんにとって高橋さんは、どんな存在なのでしょうか？

駒林　ええと、宝。宝、宝物。

司会　宝物、ですか。(会場　拍手)　高橋さん……。

高橋　打ち合わせとちょっと違いますね(笑)。

司会　違っていますか？

駒林　（爆笑）

高橋　事前にちょっとお聞きしたのは、友だちとか、先生とか、頼りになる人とかあったのですが、その中で、「よろずや」っていうのもありました（笑）。

駒林　そうそう（笑）。

司会　よろずやさんですか。でも、駒林さんは予定になかった「宝」という言葉をおっしゃられた。重みがありますね、高橋さん。

高橋　びっくりしました。駒林さんに学んだことはたくさんあります。言葉の不自由さを抱えながら、つらいことも悔しいこともあったと思いますが、定年まで仕事をし、家庭では、父親や夫としての役割を果たし、自尊心を失わず生きてこられた姿勢に頭が下がります。また、知人とゴルフに行ったり、ＮＨＫ学園の趣味の通信講座に挑戦したりして、生活を楽しむことも忘れない姿勢にも感心させられます。しかし、駒林さんの言葉の様子や駒林さんの思いを理解してもらえる場は少ないと思われます。特に就労している方の場合、悩みを聞いてもらえ、支えとなってくれる場や人の存在は必要と感じました。

ご本人の努力や生きる姿勢がリハビリにおいて大切なことは言うまでもありません。同時に、人は一人だけでは生きていけないように、家族や友人、同障者の仲間、職場の方々、地域の方々の協力、支えがあってこそ、より良く生きられるのだと思われました。長く駒林さんのリハビリに関わってきて、そのようなことを感じました。

司会　素晴らしいですね。高橋さんは駒林さんにとってはいつでも何でも相談できるよろずやさんですね。

私たちは、「かかりつけ医」ならぬ「かかりつけＳＴ」という言葉を作りたいと仲間内でいつも言っているのですが、本当にいつでも何でも相談できる「宝物」と言っていただいて、同業者としても本当に心が温まりました。今日は本当にありがとうございました。

＊高橋政道さん（言語聴覚士）の本書刊行時の勤務先は「ウェルピアかつしか」自立訓練事業所。

人生明日のことはわからない

栗須　寛（脳出血により失語症、右片麻痺発症）・栗須洋子（妻）
江村俊平（永生クリニック・言語聴覚士）

司会（森田秋子・初台リハビリテーション病院・言語聴覚士）　栗須さん、奥様の洋《ひろ》子さん、そして江村さん、よろしくお願いいいたします。

江村　まず私から自己紹介させてください。八王子にある「永生クリニック」という病院と「介護サービススマイル永生」という通所リハビリの施設で働いているＳＴの江村と申します。

今回の講演のタイトルは「人生明日のことはわからない」です。この言葉はどんな人にもあてはまると思うのですが、それを意識して過ごしている方はあまり多くないと思います。なぜタイトルをこの言葉にしたかというと、いまからご紹介する方が、このことについて本当に身をもって体験された方だからです。

これはある日突然脳卒中を発症された方のお話です。

脳卒中というのは脳の血管が詰まったり（脳梗塞）、もしくは破れたり（脳出血など）して脳の細胞が死んでしまう病気です。この脳卒中は、われわれ言語聴覚士がリハビリをしていくうえで最も頻繁に出会う病気だと言えると思います。

脳卒中になると、最悪の場合は命を落とすこともあるのですが、幸い一命を取り留めても、様々な後遺症が残ってしまうことが少なくありません。

例えば体の右半分、あるいは左半分が動かなくなってしまう片麻痺や、われわれ言語聴覚士がリハビリを行う言語の障害である失語症。これだけでなく、脳の損傷の場所や大きさによって、半側無視、意欲低下、注意障害、感覚障害、嚥下障害、記憶障害、失行症、抑うつ、視野障害、構音障害など、いろいろな障害が残ります。その結果、リハビリや治療によってある程度の改善は得られるのですが、残った後遺症によって人生に大きな影響が出てきます。

仕事に戻れる人はひと握りです。家族関係も変化してしまいます。交流関係も狭くなったり、いままでやってきた趣味を楽しめなくなってしまう方も大勢いらっしゃいます。このように脳卒中になると、いままでの人生が一夜にしてまったく変わってしまうほどの影響が出てきます。

では、一度脳卒中になったらその後はもうどうしようもないのでしょうか？　生きがいをもって生きることはできないのでしょうか？　ということになると、それはどうも違うのではないか、と私は思うのです。

仕事柄、五年や一〇年、脳卒中を発症されてから長い経過を経験されている方にお会いする機会があるのですが、皆さん、それぞれ自分なりの生きがいを見つけて人生を楽しんでいらっしゃいます。そうした方にたくさん出会うことができます。

今日はその中からお一人、本当に人生をいきいきと楽しんでいらっしゃる方をご紹介して、その強さは何なのか、皆さんと一緒に考えていけたらと思います。

それではご紹介させていただきます。栗須寛さんと奥様の洋子さんです。

発症前の生活

江村　栗須さん、今日は会場にお客さんがたくさん入っていらっしゃいますが、まず感想はいかがでしょう?

栗須　寛（以下、**栗須**）いっぱいいることは、何より助かります（笑）。

江村　皆さまのお力も借りてやっていけるといいですね。それでは栗須さんのプロフィールからご紹介します。

栗須さんは現在六六歳。職業は元会社員で、性格は明るくて、とても積極的な方です。

一一年前に脳卒中を発症されました。右片麻痺と失語症という障害が残っています。現在は明るく楽しく毎日いきいきと暮らしていらっしゃるのですが、発症してすぐにいまのような状態になったのではないと思います。

まず、ご病気をされる前の状態がどうだったか確認していきたいと思います。

生活の中心は仕事。栗須さんは建設会社で現場監督をされていました。お仕事はけっこうまじめにやっていらっしゃったのですか?

栗須　だいぶ……。

栗須洋子（以下、**洋子**）　まじめでしたか?

栗須　そうです（笑）。

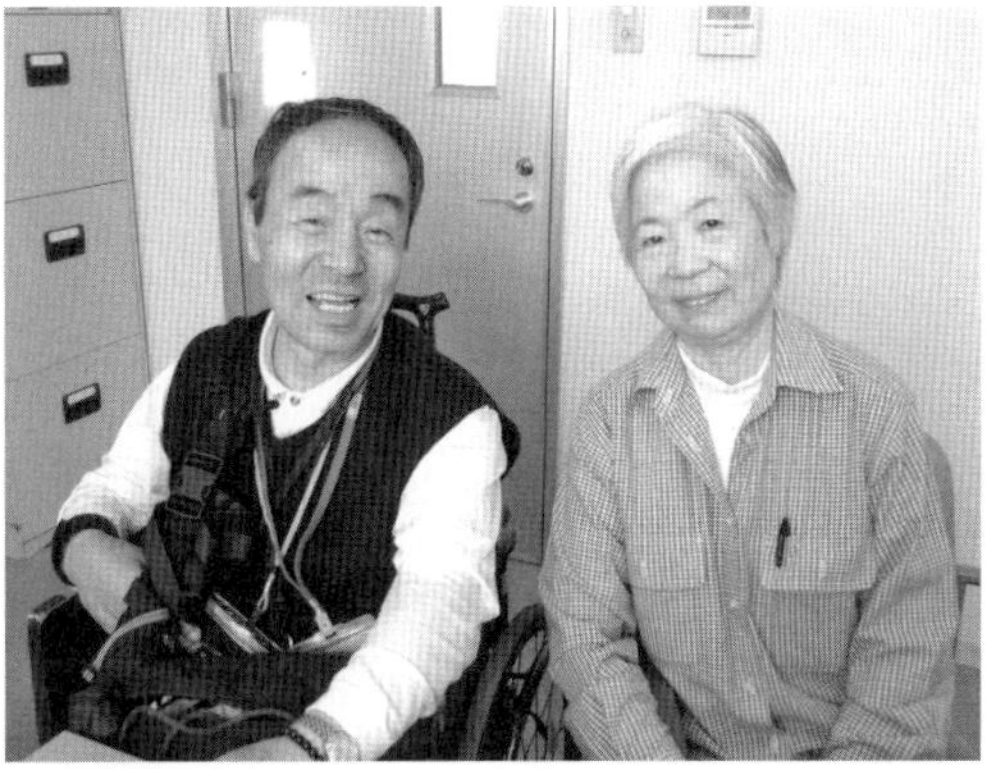

栗須寛さん、洋子さん

江村　仕事をまじめにやっていらっしゃったということですが、それ以上に趣味にも力を入れておられたという話もうかがっていますが、教えていただけますか?

栗須　うんと……、麻雀。（会場、笑）

江村　そして?

栗須　ゴルフ。

江村　麻雀とゴルフ、この二つは人の倍ぐらいやったとお聞きしましたね（笑）。あと、車の運転もすごくお好きで、たばこもお好きだったとか。かなり吸っていたと?

栗須　四〇本ぐらい……。

江村　前、八〇本ってうかがったこともありますが。

栗須　八〇本ぐらい（笑）。

江村　このように何事もとことんやる、よく言えばそういうことかもしれません（笑）。

脳出血を発症

江村　こういう生活を送っていらっしゃったのですが、一一年前のある朝、自宅で脳出血を発症されました。この日の朝のことを奥様からお聞きしたいのですが、最初、どんなご様子だったのでしょうか？

洋子　いつも朝起きたら二階の寝室から一階に降りてきて牛乳を飲むのですが、あとから思うと、その時私が「おはよう」と言ったのに、返事がなかった気がします。いつもの椅子に座って牛乳を飲んでいました。そのあと食べた物がのどに入って行かなくなって、身体がだんだん後ろに倒れていったというのかしら。それで慌てて救急車を呼びました。

江村　すぐに病院に搬送されて、そのあとすぐに手術を受けたのですね。

洋子　ええ。CTを撮ったら脳出血だとわかって、最初は注射で止めるということでした。「ご家族は帰っていいですよ」と言われたので、家に帰ったのですが、一時間ぐらいして、「手術をしなければなりません」と連絡が入ったのです。それでまた病院に行きまして、手術の説明を受けました。病院に行くと主人はすでに手術のために丸坊主になっていて……。その後、七時間におよぶ開頭手術が行われました。

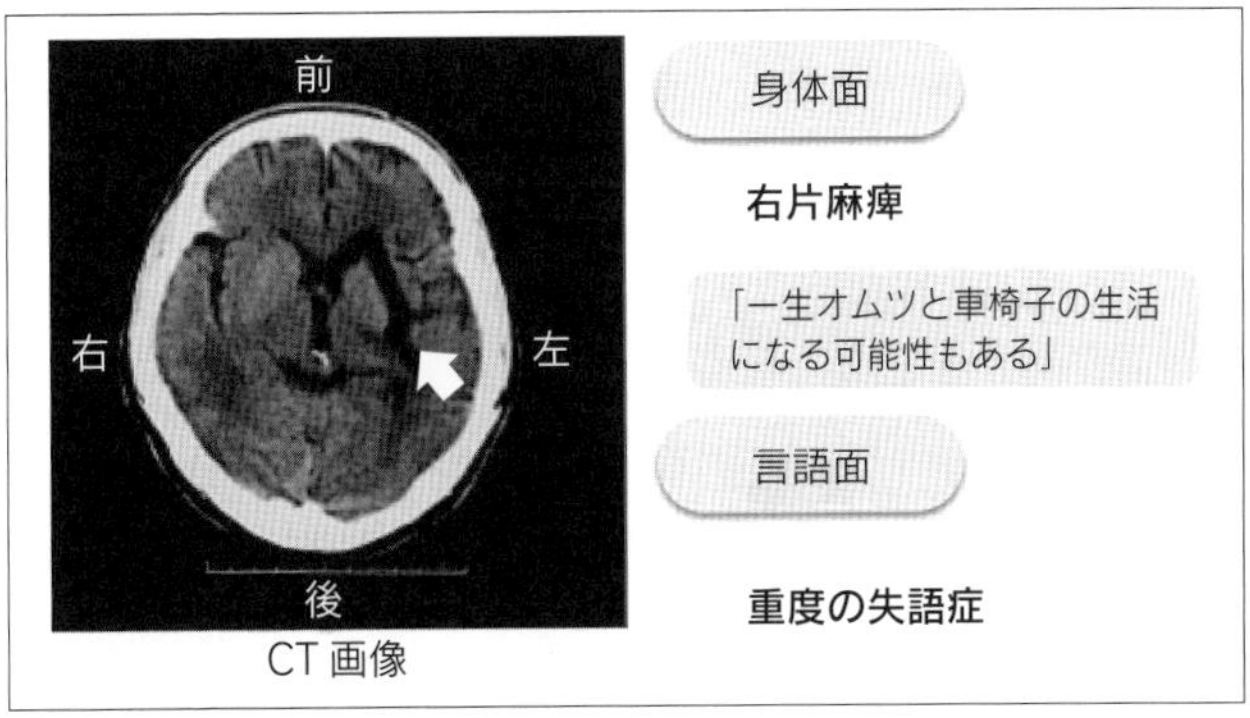

図 1-4　発症直後の状態と CT 画像

江村　非常に大きな手術をされて、なんとかここで一命は取り留めたのですね。

実際、発症直後がどのような状態だったか画像で見てみましょう（**図 1-4**）。

矢印のある左の黒い部分が出血の起こったところです。身体は右側に麻痺が起こり、最初、主治医の先生から奥様は「一生オムツと車椅子の生活になる可能性もある」と言われたそうですね。これを聞いていかがでしたか？

洋子　悲しかったですね。

江村　「すごく悲しかった」と以前もうかがいました。言語のほうにも障害が残り、重度の失語症になられた。最初は本当にひと言も話せない状態だったとうかがっています。

発症二か月時点の会話場面

江村　実際に発症二か月時点でどんな会話の状態だったか、当時の録音テープがありますので、まずはこちらをお聞きいただきたいと思います。
病院でSTと会話をしている場面です。

ST…病院、なれました？
栗須…まか　なか　なみめません。
ST…何が一番大変ですか？
栗須…もう　この　せさいが　じっか　ほねる。
ST…もう一回ちょっと言ってもらえる？　何が一番大変ですか？
栗須…えっ　もう　ぜんぜん　かになおねません。
ST…なんだろう。立ち直れませんって言ったのかな？
栗須…はい。
ST…何が一番つらい？　身体？　言葉？
栗須…ふーん　みみ　いちまんに　くりす　つうのが……。
あの　この　そういう　ちにい　しょうゆう　そねったいと　思います。

江村　はい、録音テープの再生、ありがとうございました。発症二か月時点ではこのような状態だったそうですが、いまあらためてテープを聞いてみて、栗須さん、いかがでしたか？

栗須　誰かわかりませんね（笑）。

江村　ご自分で聞いてもそうですか（笑）。

お話しするのも大変だし、身体のほうも麻痺が残っていた、この時の状態を振り返ってみて、いかがだったでしょう？

栗須　……。気持ちを……。

江村　途中で「立ち直れません」という言葉も出てきていましたけれど、やっぱり最初はかなり気分が落ち込んだ状態だったんでしょうか。

栗須　多少そうなったんじゃないでしょうか。

江村　ちょっといまはもう、喉元を過ぎている感じがしますが（笑）、奥様から見て最初の状態はどうだったでしょう？

洋子　やっぱりだいぶ落ち込んでいたと思います。人に会うというのが一番いやだったみたいです。

栗須　僕はぜんぜん覚えがないんですよね（笑）。

江村　覚えていないけれど、その時はそうだったんですね（笑）。

二年間におよぶ入院リハビリ

江村　そのあと二年間におよぶ入院生活とリハビリが続いたそうです。発症から二か月まで急性期病院に入院され、そしてリハビリテーションができる回復期の病院に転院されて発症二か月から一二か月までリハビリを受け、さらに別の温泉病院でもリハビリのために一二か月から二四か月まで入院。合計三つの病院に入院し、リハビリを受けられました。

　私は二つ目の病院の関連クリニックで六年前から栗須さんの外来リハと通所リハを担当しています。実際に三つの病院でリハビリをやってきて、どうでしたか?

栗須　……。

江村　ちょっとこの舞台で、栗須さん、緊張のためか、あがっています?

栗須　ちょっと(笑)。リハビリで、だんだん良くなってきたと思います。

江村　奥様からごらんになると、最初は言語のリハビリがあまりお好きではなかったと聞きましたが。

洋子　すごくいやだったみたいです(笑)。いろいろな失語症のテストがあるらしいのですが、それがどうもいやだったようです。検査結果を本人に見せてもらえない。たぶんそれがいやだったのかもしれません。

江村　最初のうちはリハビリでちょっと苦しいこともするので、あまり楽しいものではなかったかもしれないですね。

ようやく退院

江村　二年間のリハビリを終えて、ようやくご自宅へ退院されたということですが、退院された時にどんな状態だったかというと、身体のほうは右片麻痺が残っていました。ただ、お風呂以外のADLは自立して、日常の生活動作はご自分でできるようになりました。言語の面では中等度の失語症が残っています。一般的な日常会話やお買い物などそういうことはできるようになっていました。それで退院ということになったのですが、二年間もおうちを離れていらっしゃったので、急に自宅での生活に戻ることに心配があったのではないかと思いますが、いかがだったでしょう？　何か心配なことはありましたか？

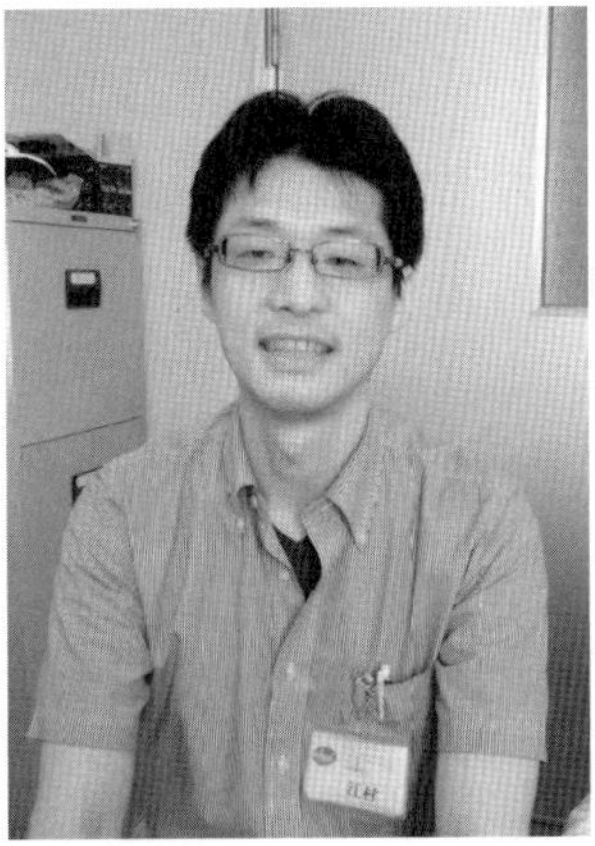

江村俊平さん（言語聴覚士）

栗須　身体の半分が悪く……。
江村　身体の半分が麻痺してしまったことで？
栗須　半分になって困るということが一番残念です。
江村　身体の麻痺のことだったんですね。奥様からみて何が一番心配でしたか？
洋子　用事がない時にはテレビのお守りをしていたほうですから、これは引きこもりになるのではないかと不安に思いました。

江村　引きこもり、おうちにずっといるだけの状態になるのではないか、ということが心配だったというお話ですが、実際に退院後の生活がどうなったかというと、残念ながらお仕事に戻ることはできませんでした。お仕事の仲間とやっていた麻雀もできなくなって、身体の麻痺のせいでゴルフも難しくなり、自動車免許も返還されました。たばこが吸えなくなったのは良かったのかもしれないですが（笑）。

本当に何もなくなってしまって、引きこもりになってもおかしくない状態だったのではないかと思います。ただ、ここで栗須さんは、引きこもりにはならなかったのです。

栗須　だんだん良くなってきました。

退院後の心境の変化

江村　退院後の心境の変化について少し振り返っていただきます。

働き盛りで突然脳卒中になってしまい、二年間の入院を余儀なくされて仕事にも戻れなくなってしまった。ここで栗須さんは、今回の発表のタイトルにもありますが、「人生明日のことはわからない」ということを痛感されます。

栗須　そうですね。

江村　「人生明日のことはわからない」から、どんなことを心がけるようにされたのでしょうか？

栗須　前へ、前へ。前へ、前へ。今日のことは先に延ばさない、ということ。

江村　前へと向いて、今日できることは今日やってしまおうということ、それを強く意識されるようになったとうかがいました。

ここが大きなポイントではないかと私は思うのですが、実際に脳卒中になられた人の中には「人生明日のことはわからない」ということを実感された方が本当に多いのではないでしょうか。いつまた再発するかわからない。外を歩いたら転んでしまうかもしれない。何もわからないからおとなしくしていよう。外に出ないでいよう。こういうふうに考える方も非常に多いと思うのですが、ここで栗須さんは逆に「今日できることは、今日のうちにやっておこう！」と、こういう構えをもてたところが、その後の変化に大きくつながっていくのではないかと思います。

退院後の生活——車椅子で外出

江村　栗須さんは病院に入院している時から、かなり外に車椅子で出られるようになっていったと聞きました。

栗須　いろいろやってみたつもりですが。

江村　その時に、昼間は一人で外出して、病院のお昼ご飯ではなく、外で外食もされるようになったという、そのことをあとで奥さんが知ったと聞きました（笑）。

入院中から始めて、退院後は必ず一日に一度は一人で外出されたそうですね。この時はまだ電車とかバスとかは……。

栗須　はい。

江村　散歩とか外食とか買い物などにお一人で行っていらっしゃったということなのですが、この時はまだ電車とかバスとかは……。

栗須　乗らなかったです。

江村　電車などに乗るようになったのには一つきっかけがあったそうですね。それは病院で会った失語症のお仲間と横浜に電車で行って、一泊旅行をされたというお話でした。今日、会場にその時のお仲間もいらっしゃっていますね。これは発症から五年ぐらい経った頃だそうですが、これが自信になったのか、このあとはどんどん電車とかバスに乗られるようになったそうです。

栗須　そうですね。

江村　いまは都内のほうに電車で出かけていったり、ノンステップのバスに乗って、一人で本当にどこへでも出かけられるようになっていらっしゃいます。

旅行も毎年行かれていて、今年も行く予定なんですよね。

栗須　はい。

なぜ車椅子を使うのか?

江村　車椅子でどこへでも行かれるようになったのはいいのですが、あまりに車椅子の使用頻度が高いので、ご家族や理学療法士の方から、「本当は歩けるのだから、もう少し自分の足で歩いたらどうか?」と言われたそうですが、これにはどういうふうに答えられたのでしょう?

栗須　これは……。

江村　ちょっと奥様にも聞いてみましょうか?　車椅子についてはどういうふうに思っておられたのですか?

洋子　座りたい時にベンチがなかったりするので車椅子がいいのだ、と主人は言います。あと、車椅子だとどこへでも自分で行ける、そんなことだと思います。

江村　そうですね。歩くのもいいのですが、一番大切なのは目的地に行けること。歩くことで行きたいところに行けなくなってしまうのは本末転倒。だから車椅子を使うのだということなのだそうです。

いまご自宅には三つ車椅子があるそうです(**写真1-2**)。一番右側の車椅子は競技用のものでレンタルされています。

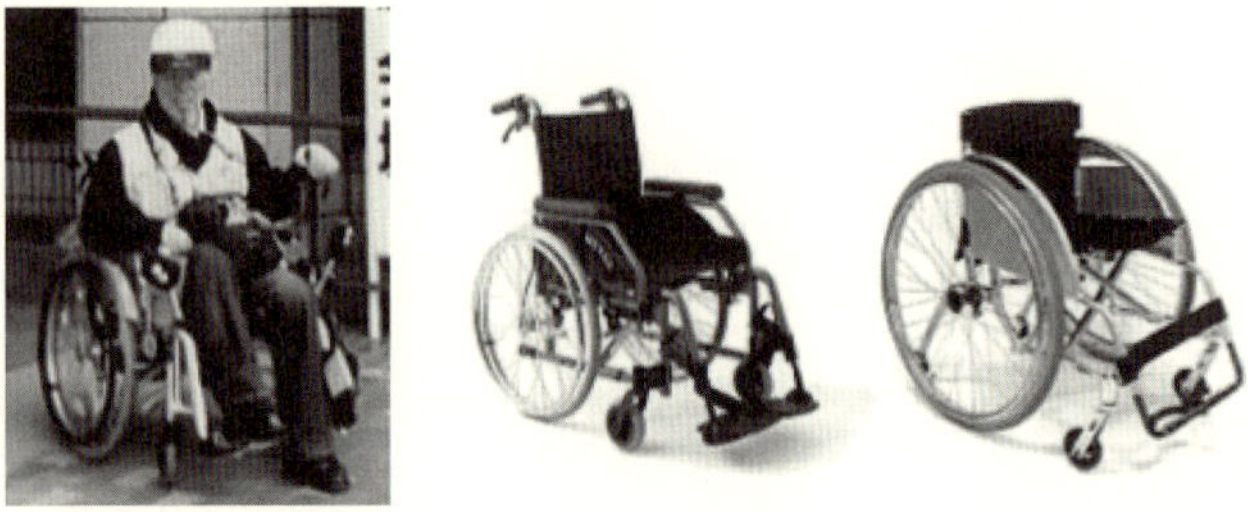

写真 1-2　3 台の車椅子

コミュニケーションの工夫

江村　身体のほうは車椅子を使って工夫されています。同様に、言語のほうもやはりちょっと伝えづらいところがあると思うのですが、こういう時にいろいろ工夫をされていると聞きました。車椅子で電車に乗った時に、一回、駅名をまちがえてしまったことがありました。頭に描いた行きたい駅と言葉として出た駅名が違う、そうした錯誤を防ぐためにあるものを作ったそうです。それは単語帳をつかった駅名カードです（**図1-5A**）。この駅名のカードを駅員さんに見せて出かけられるようになったということです。このカードは奥様が駅名を書いてくださいました。

洋子　はい。

江村　ほかにもいろいろなものを使ってコミュニケーションの工夫をされています。鞄の中に手帳、日記、地図帳、カメラ、携帯電話などが入っていて、この中から必要なものを出してコミュニケーションをとっておられます（**図1-5B**）。

その一つ、日記には、必要なことをメモしておいて、伝えたい相手に見せたりします。これ、書いておくことが非常に大切だそうです（図1-5C）。

洋子　三つ目の入院先、温泉病院でのリハビリでSTの先生から、毎日、その日の天気や何時に起きて、何を食べて、何をしたのか、それらを書くように指示されてやっていたのですが、それがずいぶん役に立ちました。主人は右利きで右片麻痺になったため、左手で字や絵を書くようになったのですが、練習のおかげでいまではぜんぶ左手で大丈夫です。最初はミミズみたいな文字でしたが、きちんと読める字になりました。

栗須　あれは役に立ったね。

洋子　ですから、一日のことを書く、というのはいまでも続けています。

江村　当時のリハビリをいまも続けているというのがすごいですね。

栗須　書くと後で見て思い出せるから。書いておけば、覚えられなくても、ああ、こういうことがあったなとかわかるでしょう？　書かないと覚えられない。休まないで続けないと、覚えられない。だから書くんです。すごく大事なことだと思います。

洋子　日誌のような記録だけでなく、カレンダーにも予定を書き込んで、終わると消していくというのをやっています。さらにそれ以外にもノートに日々のことを書いています。外出して、帰ってくると疲れていると思うのですが、「明日にしたら？」と言っても書いています。

栗須　明日でいいやとなってしまったら、これはダメですよ。

A：駅名カード

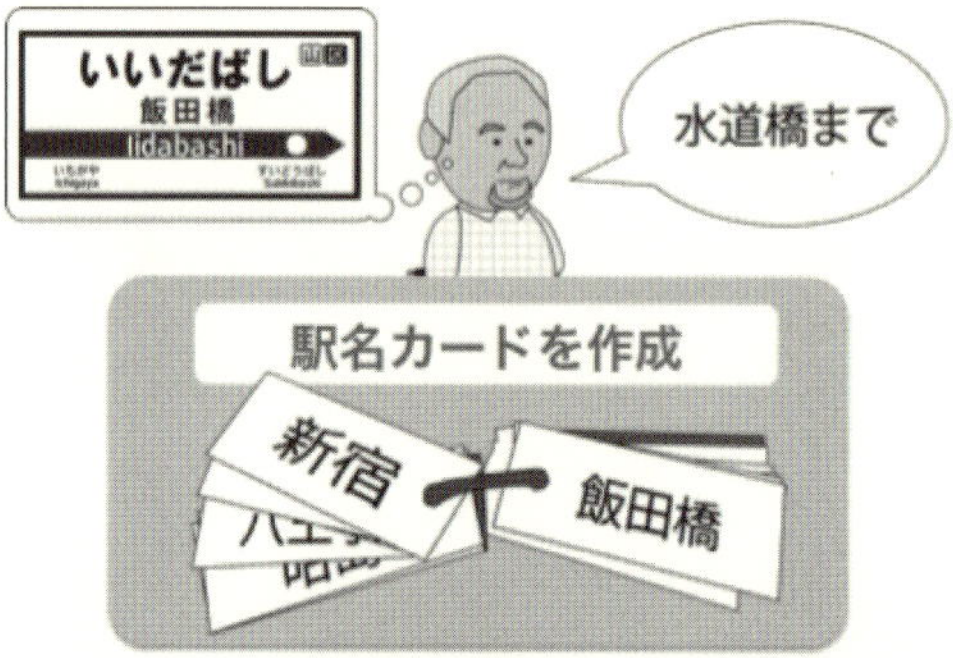
いいだばし
飯田橋
Iidabashi
水道橋まで
駅名カードを作成
新宿
飯田橋

B：鞄の中にはツールが沢山

- 手帳
- 日記
- 地図帳
- カメラ
- 携帯電話

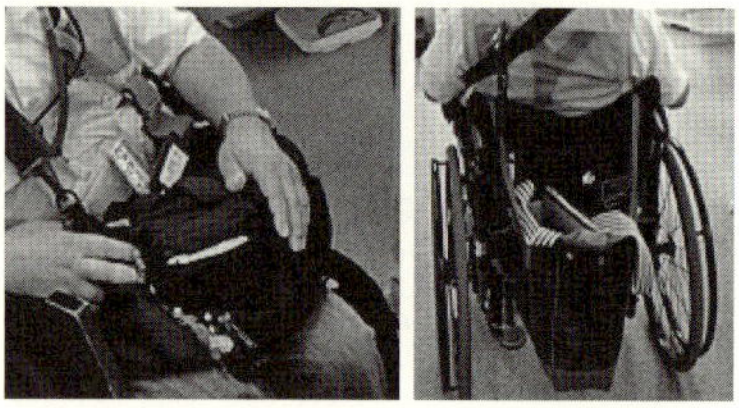

これらの中から必要な物を選択し
伝えたい事柄を相手に提示

C：日記

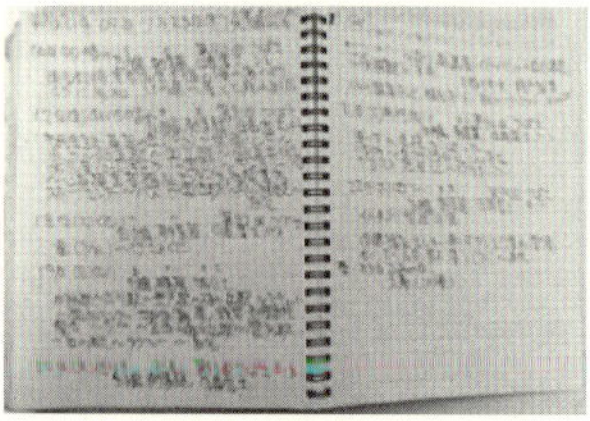

- 毎日　夕方　3時間以上かけて作成
- どんなに忙しい日でも必ず机に向かう

図1-5　コミュニケーションの工夫

打ち込むことが見つかった！

江村　外に出られるようになって、コミュニケーションも工夫して生活の幅が広がってくると、かなり楽しめるようになったということで、今度は趣味活動のお話に移りたいと思います。栗須さんは退院して一年七か月した時に、水泳教室に通い始めました。この水泳教室はご自分で見つけてきたそうです。

栗須　そうですね。

江村　お一人で出かけて、その先で水泳教室を見かけて、奥様にあとから報告があったんでしょうか（笑）。

洋子　はい（笑）。

江村　そのあともいろいろなお教室、例えばコーラス、絵手紙教室、書道教室、草笛の会など全部ご自分で見つけてこられて通い始めたんですね。

洋子　病気になる前はゴルフ、麻雀、ドライブ……、趣味といったらそのぐらいだったから、主人が絵手紙を描く人だなんて思わなかったし、習字をやると聞いてびっくりしました。新聞の切り抜きもしていて、切り抜き帳はもう一五〇冊でしょうか？

栗須　一五二冊。

洋子　何にもやらない人だったから、病院を退院したら家に閉じこもってしまうのではないかと思ったんですが、何か違いました（笑）。

江村　コーラスとか絵手紙とかって、もともとお好きだったのですか？

栗須　いや、違います。

江村　もとは全然やらなかったそうですから、病気になって退院されたあと、趣味が変わってきたのかも知れませんね。これらの教室は、障害者向けの教室ではなく、一般を対象とした教室だったようですが、参加するのに何か不安はありませんでしたか？

栗須　何にもなかったです（笑）。

江村　不安はなかったですか！（笑）　良かったですね。こちらに少し作品を紹介させてください。これは絵手紙。右手が使えないので、左手で描いた絵手紙です（**写真1-3**）。

左側が初期の作品で、右側がだんだんタッチが細かくなっているのがわかると思います。あじの干物の絵では、市の奨励賞を受賞されています（**写真1-4**）。

車椅子ダンスで見事優勝！

江村　そのほかに、先ほど紹介した車椅子ですが、これを使って目下の最大の趣味である車椅子ダンスをされています。

このダンスは、最初、勘違いから行くことになったとお聞きしていますが。ちょっと奥様、これはどういういきさつだったのか、お聞きしてもいいですか？

洋子　何人かでカラオケ教室に行ったそうです。主人は歌うのではなく、人が歌うのを聴きに行っていたのですが、隣の人が車椅子ダンスに誘われていて、それを耳にしたのがきっかけです。自分が行ってみよう、と。

江村　栗須さんが誘われているのではなくて、隣の人が誘われていたんですね（笑）。それでとりあえず始めてみたとか。でも、最初の頃はそれほど熱心ではなかったそうですが。

栗須　そうですね。

江村　奥様から見て、最初の

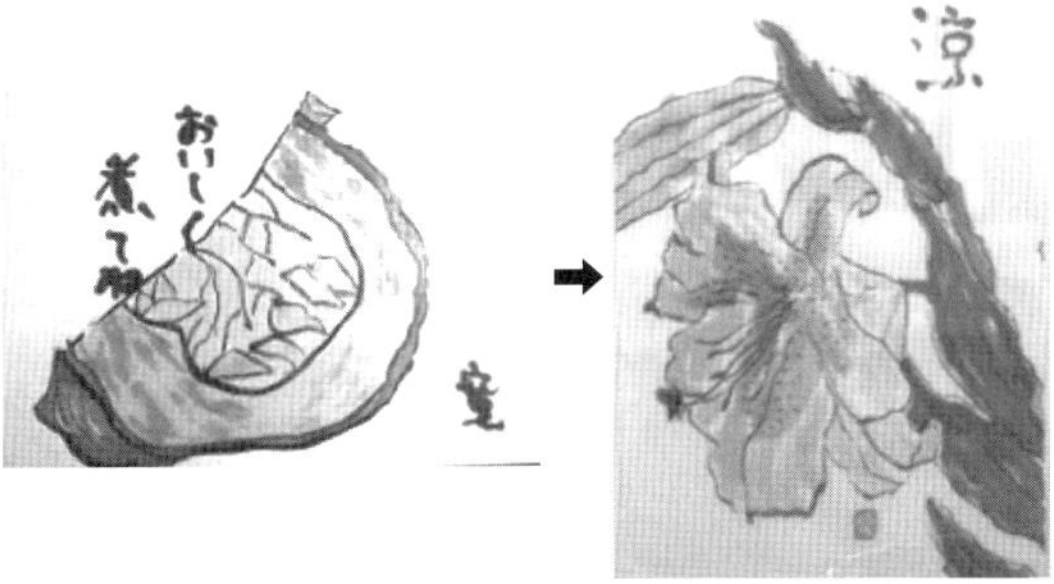

写真 1-3　絵手紙（左手使用）

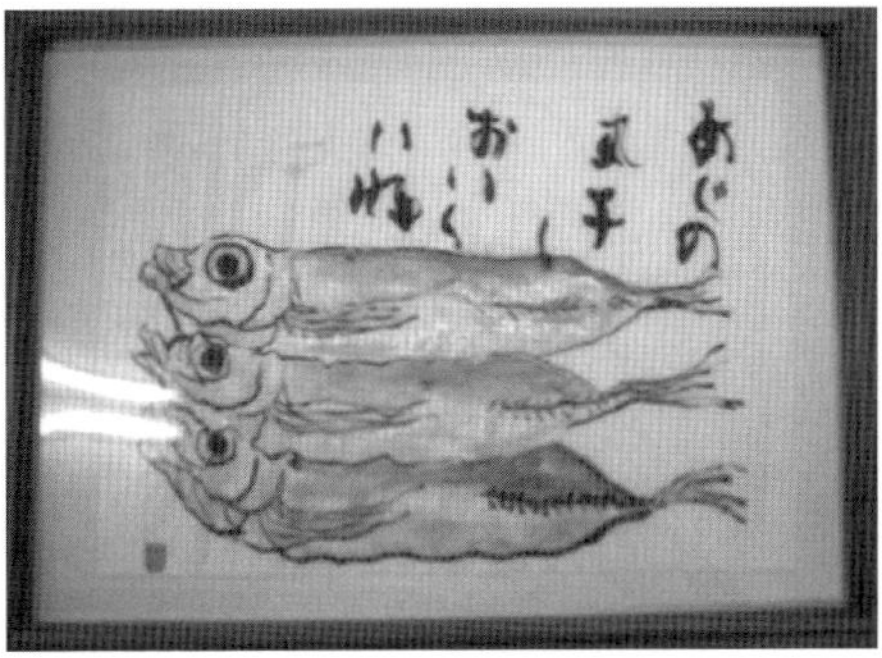

写真 1-4　市の奨励賞を受賞したあじの干物の絵

頃はいかがでしたか？

洋子　最初はなかなか大変だったようです（笑）。

江村　最初はそんなご様子だったようですが、上信越グランプリという大会に出ることが決まって、そこからだんだん練習のペースが上がったそうですね。

洋子　埼玉県の志木までダンスを習いに行ったり、群馬県の前橋に車椅子ダンスの世界チャンピオンになった先生がおられると聞いて、そこまで習いに行ったり。

栗須　なんか行っちゃったんです（笑）。

江村　その結果どうなったかということなのですが、なんと、クラスⅠ（初級）の三部門で優勝と入賞（**写真1-5**）。（会場から拍手）。いま、拍手がありましたが、この時のご気分はいかがだったでしょうか？

栗須　何だかわかりませんが、非常にうれしかったです（笑）。

江村　非常にうれしかった！　ここでまた熱が入って、このあとは世田谷の車椅子ダンス教室に通われて、スーパージャパンカップという大会で総合三位に輝かれました。

いまも車椅子ダンスのイベントにいろいろ参加されています。車椅子ダンスって、栗須さんにとって何ですか？

栗須　命です。

江村　命なんですね。ここでいまから会場の皆さんと栗須さんの車椅子ダンスの映像を見たいと思います。では、映像の再生をよろしくお願いします。

（会場からの拍手）

ダンスを見てもらいながら、私たちの発表は終わりにさせていただきます。

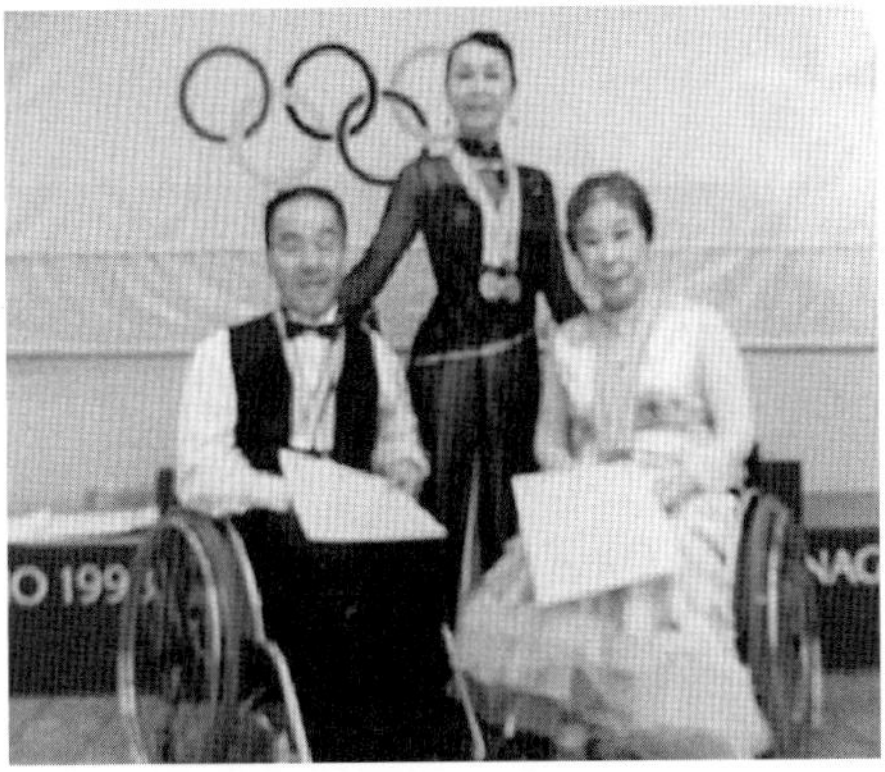

写真 1-5　車椅子ダンス（上信越グランプリ）

講演を終えて

司会（森田）　栗須さん、洋子さん、そして江村さん、どうもありがとうございました。ダンスを見て、涙がこみあげてきてしまいました。

最初は病気の症状が重かったと思います。身体も言葉も大変だった。この講演会が始まる前、少し栗須さんとお話する機会があったのですが、その時、自分に協力してくれる人もいるし、協力してくれない人もいるというお話をうかがいました。そうなんだろうなあ。誰もが理解してくれるわけではないんだろうなあ。その中で、やっぱり栗須さんが頑張っていることで協力したくなってしまう人が周りに現れちゃったのかなあ、なんて私は聞いていて思ったの

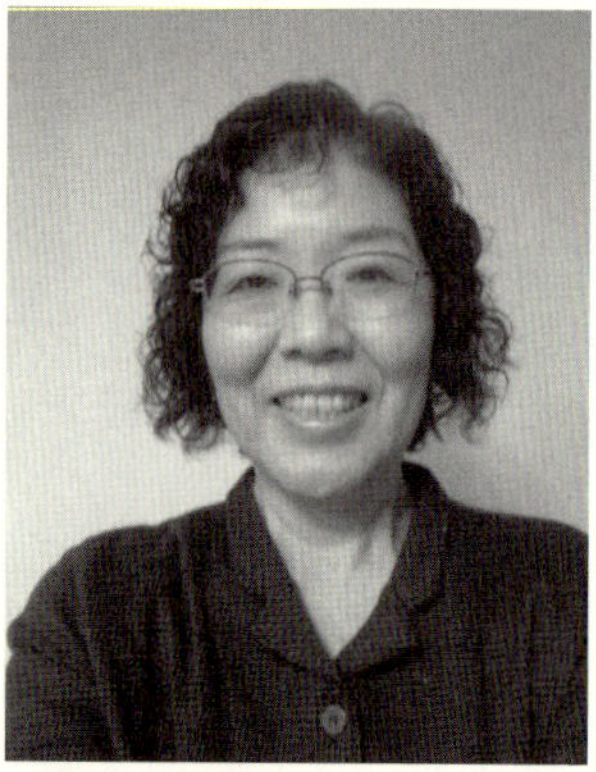

森田秋子さん
（司会・言語聴覚士）

ですが、どうなんでしょうか？　江村さん、そのあたりのことを教えていただけたらと思います。

江村　そうですね。栗須さんのこの「前に向かう姿勢」というのは、ほかの方も元気をもらえると思うんですね。だからみんなが周りに集まってくるのだと思います。

前に奥様に聞いたのですが、栗須さんといると元気がもらえるというので、おうちに栗須さんと一緒にぜんぜん知らない人が来たこともあったそうです。本当にいろいろな方に話しかけて、協力者を作っていかれている。そこが素晴らしいなと思います。

それと、栗須さんから、ご自分が取り組んだことをずっと続けていく姿勢を学びました。リハビリはちょっとずつ続けていくことで改善が見られるのだと思います。言語の改善は完全にもとどおりにというのは難しいです。でも、言語以外のコミュニケーションをどこまで広げていけるのか。それを栗須さんから教えてもらった気がしています。

司会　奥様からもひと言いただけたらと思います。

洋子　いま思うと不安だらけの毎日でしたが、大勢の方に助けられ、私自身もいろいろと勉強になりました。主人も頑張ってきたので、無理せず毎日を元気に過ごせたらいいなと思っています。

司会　栗須さん、どうでしょう？　この舞台に立ったいまのご感想は？

栗須　うんと……。

司会　緊張はされました？

栗須　こういう時に（しゃべる）出だしがダメで……。

司会　最初はそうでしたね。途中、だいぶなめらかになられて……。

栗須　そうです（笑）。

司会　できることは今日やろうということで、ここまで来られたというお話をうかがいました。

栗須　明日のことはわからないから、前へ、前へ。後ろは振り返らないで生きていこう、と。まあ、こういう状態でボチボチいきたいと思っています。

司会　どうもありがとうございました。

ライフワークのために

ロコバント・エルンスト（脳梗塞により失語症、軽度右片麻痺発症）
前田順子（北原脳神経外科病院＝当時・言語聴覚士）

前田　言語聴覚士の前田と申します。長年日本でお仕事をされていて、ご病気のあとも自らのライフワークを日本で達成すべくリハビリを頑張られ、社会復帰をされたロコバント・エルンストさんをご紹介させていただきます。

本日はロコバントさん、よろしくお願いします。

ロコバント　お願いします。

前田　ロコバントさんは一九四四年、ドイツのお生まれです。三〇代の時に日本で職を得られて以来、長年日本にお住まいで、大学教授として教鞭を執られるかたわら、日本研究に従事されてきました。言葉は、ドイツ語はもとより日本語と英語にご堪能でいらっしゃいます。趣味はテレビ鑑賞。あとは研究も趣味の一環です、というふうにうかがっています。

病歴は、二〇〇五年一〇月に脳梗塞を発症され、北原脳神経外科病院に救急搬送されます。その後遺症として、軽い右の手足の運動麻痺と、ドイツ語と日本語に言葉の障害である失語症を呈され、そのリハビリ目的で他院に転院されます。

その後、ご自宅に退院されますが、二〇〇六年三月に再度北原病院を受診され、今度は復職を目的としたSTの訓練（言語聴覚療法）を再開されます。リハビリの後に、二〇〇六年四月から再度大学にて教鞭を執られ、二〇〇九年三月にご退職されました。

現在はリハビリも終了され、自宅で療養しながらライフワークである研究に取り組んでいらっしゃいます。

本日のお話で「ライフワーク」という言葉が出てきます。耳慣れない方もいらっしゃると思いますが、ロコバントさんはこの言葉を、「生涯をかけて成し遂げること」という意味合いで使われています。まずはロコバントさんのライフワークが何であるかを知っていただくためにも、ご病気をされる前の生活からご紹介したいと思います。

発症前の生活

前田　まずお見せするのはお仕事のお写真です（**写真1-6**）。

これは講演をされている時のものでしょうか。ロコバントさんは長年大学で法律とドイツ語の講義を受け持たれながら、日本研究に従事されてきました。

そもそもこの遠い国、日本にどうして興味を持たれたのか、疑問に思っている方もいらっしゃる

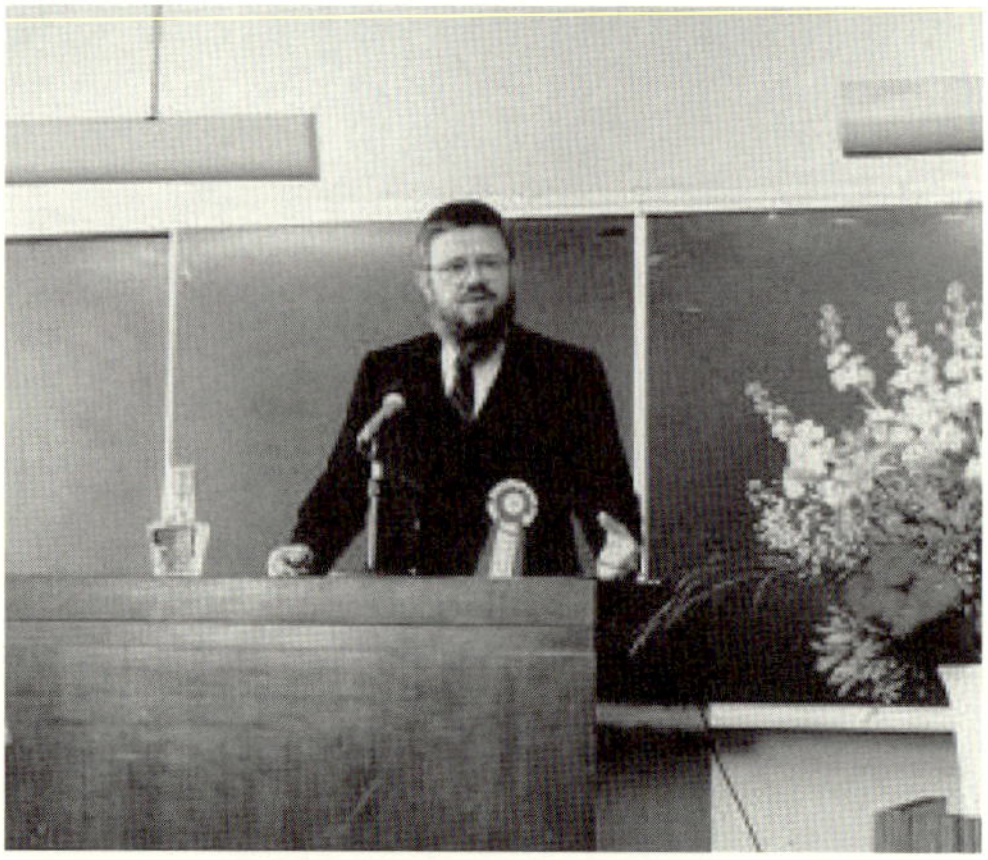

写真 1-6　講演時（発症前）のロコバントさん

と思いますが、ロコバントさん、きっかけは何だったのでしょうか？

ロコバント　僕は非常に小さい学校に通っていました。生徒数は全部で一二〇人。一年生が、ではありません、六年間通って一二〇人です。その子どもたちを全部知っていた。人口は八、〇〇〇人だった。そして高等学校の伝統として、そのあと小学校の先生になる、そういうふうに一生が全部わかった。それで、ある日地球儀を見て、裏側で日本を見つけて、日本で勉強することにしました。（会場、笑）

前田　「地球儀で日本を発見してしまったから」というとてもドラマティックなお話で、大好きなのですが、若い頃から知的好奇心が旺盛でいらしたことがうかがえました。

それではいまから、ロコバントさんがご病気をされる前の講演の時のお声（録音）がありますので、少し皆さんに聞いていただきたいと思います。

「では、神社の場合、どんなところをお参りするかと言いますと、一つは、特に最近一番多くなっているようですけれども、入学試験。高校、中学もそうですけれど、それが多い。どうしてわかるかというと、ちょっと悪趣味ですが、外にぶら下がっている絵馬を見に行きまして、その裏に願い事が書いてあるわけですね。『◎◎大学に入学したいです。それが無理ならせめてこの大学に……』（会場、笑）」

ありがとうございます。日本語が流暢でいらっしゃることはさることながら、内容からも日本に大変精通されていることがおわかりかと思います。

お仕事に打ち込まれていただけでなく、ロコバントさんは、日本の生活の中でドイツの文化も楽しんで来られました。

言葉に関しても、ドイツ語と日本語を長年使い分けて生活をされていたとうかがいました。おうちではどのように使われていたのですか？

ロコバント　家内はドイツ語が非常に上手にできるので、はじめは両方でした。そして子どもが生まれてからは日本語になって、内緒話をする時にはもちろんドイツ語（笑）。ドイツ人の知り合いと一緒の時はドイツ語。日本語とドイツ語ははっきり分けて使いました。

前田　非常に上手に使い分けておられ、子どもたちに聞かせたくない話はドイツ語でと、私たちにはできないわざだと思います（笑）。お仕事や生活で長年日本に基盤をおいてこられたことがおわか

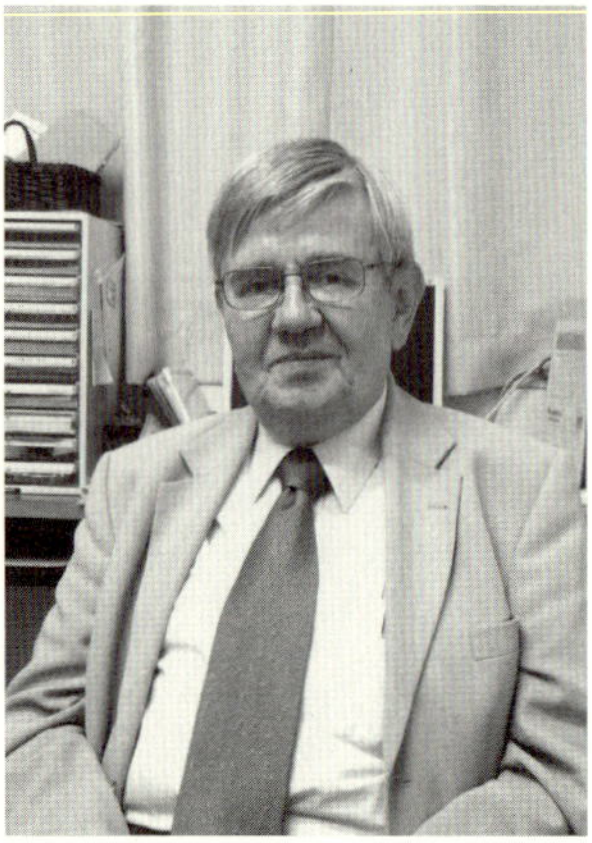

ロコバントさん

りになっていただけたかと思います。

突然の脳梗塞

前田　脳梗塞という病気はある日突然やってくるもので、ロコバントさんもちょうどライフワークの研究、「江戸時代の歴史」について取りかかっていらっしゃった最中《さなか》だったということですが、この時のことは覚えていらっしゃいますか？

ロコバント　覚えています。日曜日の朝、車で家内をどこかに連れて行く予定でした。朝食の時、トーストを皿に取って、突然に体が弱くなって、しゃがんでしまった。何が起こったのか、わからない。そして家内が部屋に入ってきた。「大丈夫？」と言って、子どもを呼んで、救急車に連絡をして……。救急車が来たことは覚えています。車の中のことも覚えている。しかし、病院にどのように入ったのか、そこから先は覚えていない。

前田　ロコバントさんには軽度の右麻痺が残り、失語症を抱えることになりました。
　当時、どのようなお気持ちだったのですか？

ロコバント　非常に悔しかった。神様に怒って、「神様の正義は正義ではない、身勝手な行動だ」と思った。四〇年間日本語を勉強したのに、日本語が全部ダメ。カタカナ、ひらがなさえもわからなかった。

前田　ここまで積み上げて、大切にしてきた日本語が一日にしてこうも壊れてしまうものか、「とにかく悔しかった」とおっしゃっていたことが、私も深く印象に残っています。

発症後の言語検査

前田　それではここで発症後の言語検査（二〇〇五年一一月実施）の録音をお聞きいただきたいと思います。

これは絵を見ながら物の名前を答えるという言葉の検査です。ではお聞きください。

ST…（こまの絵を指して）これは何ですか？
ロコバント…こしうら、こしら
ST…「こ」で始まるんですけれど、こちらは、「こ」……
ロコバント…こ、こじら？

ST…（やまを指して）ではこれは？

ロコバント…と、とらで
ST…これは「や」で始まります。「や」……
ロコバント……

先ほどの発症前の講演でみられた滑らかな日本語に比べると、どうしてもたどたどしく、思うように言葉が出てこないという状況がおわかりいただけたかと思います。

リハビリの決意

前田　ただ、そんな中でもロコバントさんの日本語に対するリハビリの決意は固まっていらっしゃいました。その時の発言をご紹介したいと思います。

ロコバントさんはこうおっしゃっていました。

「言葉が崩れてしまったことは本当に悔しいけれど、私には日本でやるべきことがある。家族も家も日本にある。絶対に日本で復職するんだ」

ということで、私たちのリハビリが開始になったのです。

実を言いますと、この時、言葉の障害はドイツ語のほうが日本語に比べて非常に軽かったのです。それでもあえて日本で日本語のリハビリをされるという特別な思いがあったように思うのですが、ロコバントさん、いかがだったでしょうか?

ロコバント　職場は日本にしかない。そのためには大学に戻らなくてはならない。そのために日本語ができなければならない。やることは決まった！　と思った。

前田　この時はライフワークというより、まずは日本で日本語をということだったんですね。

ロコバント　日本語。大学に戻るために。

前田　それを本当に強く信じたように感じましたが……。

ロコバント　一〇〇パーセント信じた。

前田　そういった強い意志のもと、リハビリ開始となりました。

リハビリ内容と経過

前田　こちらの図は、私がロコバントさんと奥様の靖子さんと相談させていただきながら行ったリハビリ内容と経過です（**図1-6**）。

まず一番上の矢印で描かれているものが「失語症リハビリ」です。私がロコバントさんと実際にST室で行った訓練です。

私が担当させていただく前に、ほかの言語聴覚士が訓練にあたっていて、それを引き継いだのですが、その時の申し送りが、「なんとしてでも日本語を使って復職しなければならないという状況な

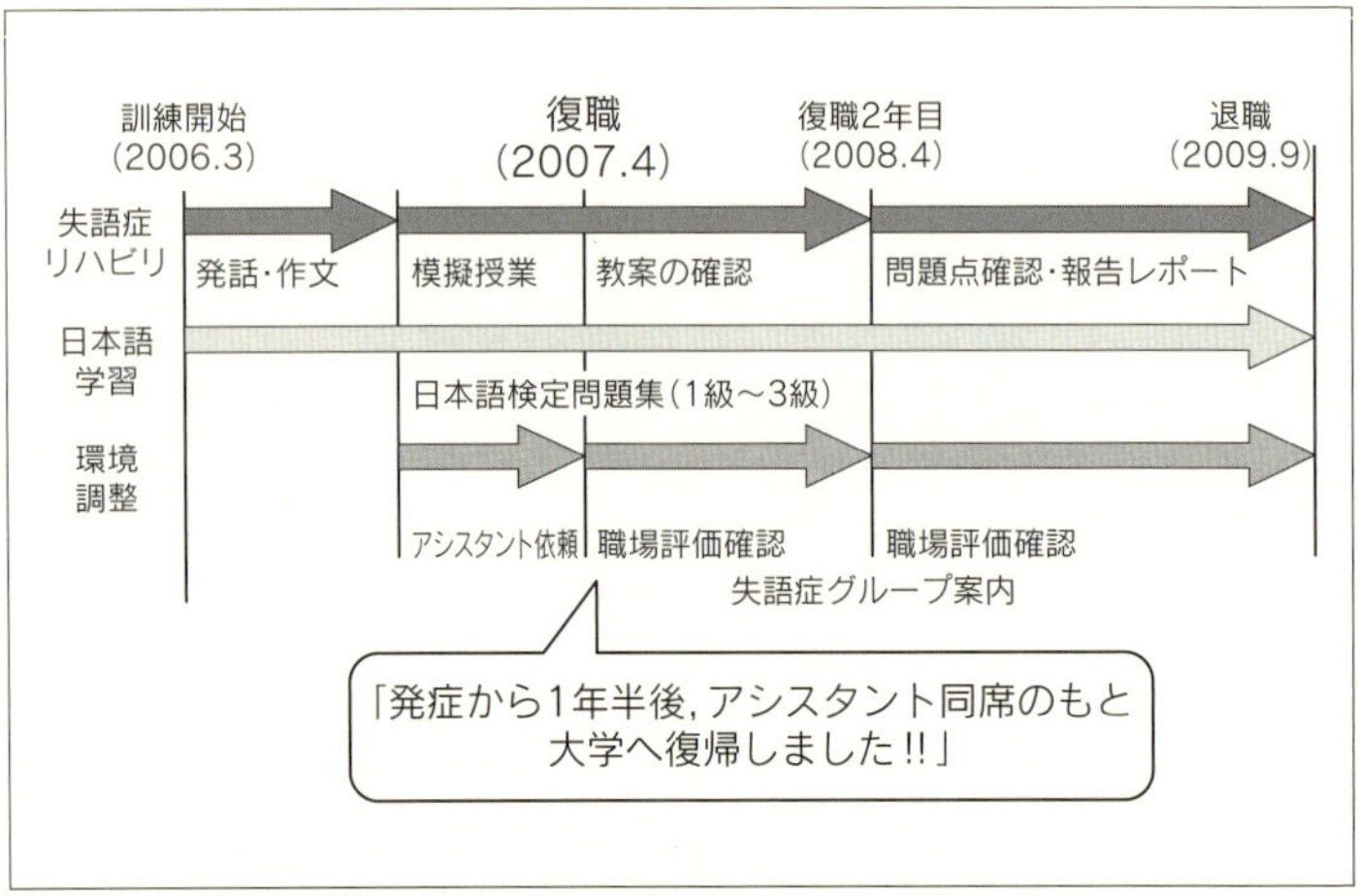

図 1-6　外来でのリハビリ内容と経過

ので、できる、できないというよりも、そういう箱があって、そこにロコバントさんの状況を合わせなければならない」というものでした。

実際にロコバントさんにお会いすると、日本語の文章は話されていましたが、時々言葉が出ません。同席されていた奥様にロコバントさんがドイツ語で聞いて、奥様が日本語に通訳して私に伝えてくださるということが、一分間に一回ぐらい会話の中にはさまれていくという感じでした。

こちらもいろいろ想像力を働かせてロコバントさんが言おうとすることを聞くのですが、八割は伝わるのですが、二割は推測と奥様からのドイツ語の通訳で補って情報収集をしていく段階だったと思います。

私自身、これまでにも二つの国の言葉を話される方のリハビリを担当したことがあります。韓国人やブラジル人のリハビリでした。しかし、ロコバントさんのように、日本語を母語としない方が、日本語を使ってお仕事に戻られるというケースは初めてでした。

リハビリを開始するにあたって、こうしたケースの長期的な経過を国内の論文だけでなく、海外の論文も調べたり、アメリカの言語聴覚士に問い合わせたり、いろいろしてみたのですが、有用なノウハウはなかなかありません。特に、母語がドイツ語で、あとから習得した言葉が日本語という組み合わせ自体がレアケースだったので、私だけでなく、ロコバントさんを担当したどの言語聴覚士も手探りでやってきたと思います。

自宅での日本語学習

前田 ロコバントさんの場合は大学への復職を目指されていたということもあって、日本語教師をされている奥様の靖子さんと一緒に、ご自宅でも毎日リハビリをされていて、それが図の中段の矢印の「日本語学習」というところです。「日本語検定問題集」を使って学習をされていました。

そして「環境調整」。お仕事に復帰するには言葉がとても重要でしたので、復職にあたって大学側にアシスタントさんを依頼し、適宜環境調整をしていき、失語症のリハビリ、日本語学習、環境調整、この三本柱でお仕事に戻られました。

ご病気をされて一年半後にアシスタントの方の同席のもとで、再度大学で教鞭を執られることに

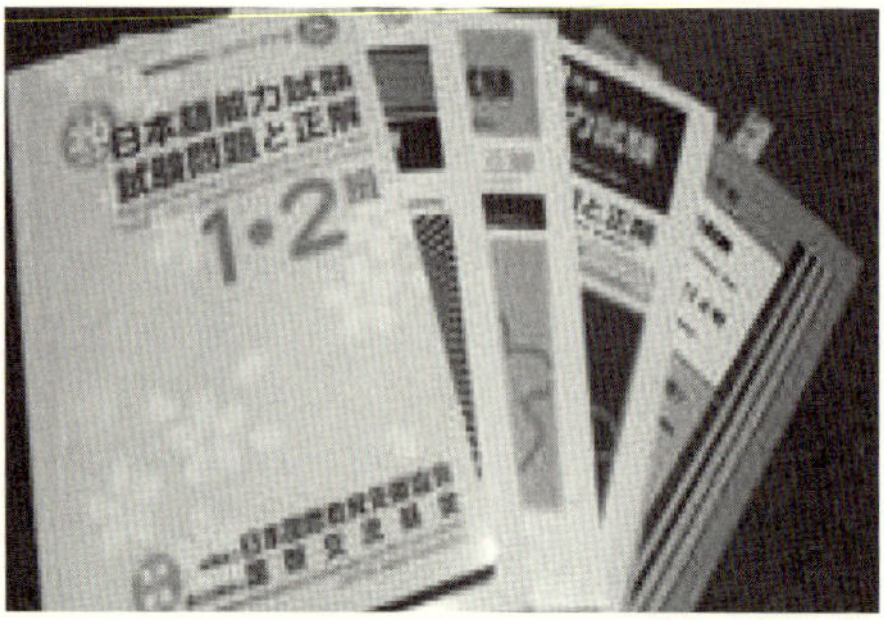

写真 1-7　日本語能力試験の問題集

なります。復職に備えて家庭学習で使用した教材がこちらです（**写真1-7**）。「日本語能力試験の問題集」とあります。これは外国人の方が日本語を勉強される時に使われるものです。ご病気される前には使っていらっしゃったのですか？

ロコバント　全然。

前田　では、ここで初めて取り組まれたんですね。ロコバントさんは年間を通してこの問題集をやっていらっしゃいました。

　また、日本人の学生にドイツ語を教えなければならないというとてもハードルの高い業務がありましたので、実際に授業の教案を作成していただいて、私を学生に見立てて、私の前で授業をしてもらったりもしました。

家族や友人の協力

前田　このようなリハビリを根気強く、また長期的に継続できたのは、もちろんロコバントさんの努力が一番なのですが、それに加えてご家族、ご友人の協力も欠かせなかったかなと思っております。

奥様は、リハビリへの協力だけではなく、環境設定にも配慮してくださり、積極的にお客さんを呼んで自宅にサロンのような環境を作ってくださいました。

以前に参加されていた学会も、ロコバントさんは一時やめようかと思われたそうですが、奥様と相談し、籍を抜かずになんとか続けていくことで、いまは積極的に参加されています。

ロコバント　いまは普通に参加しています。

前田　内容にもついていけるようになりましたか？

ロコバント　だいたいわかるようになりました。

前田　そういった長年の経過で徐々に戻れるようになったという話もありました。ご友人の方も、「意識的にロコバントさんを訪ねて、話しかけるようにした」とおっしゃっていました。

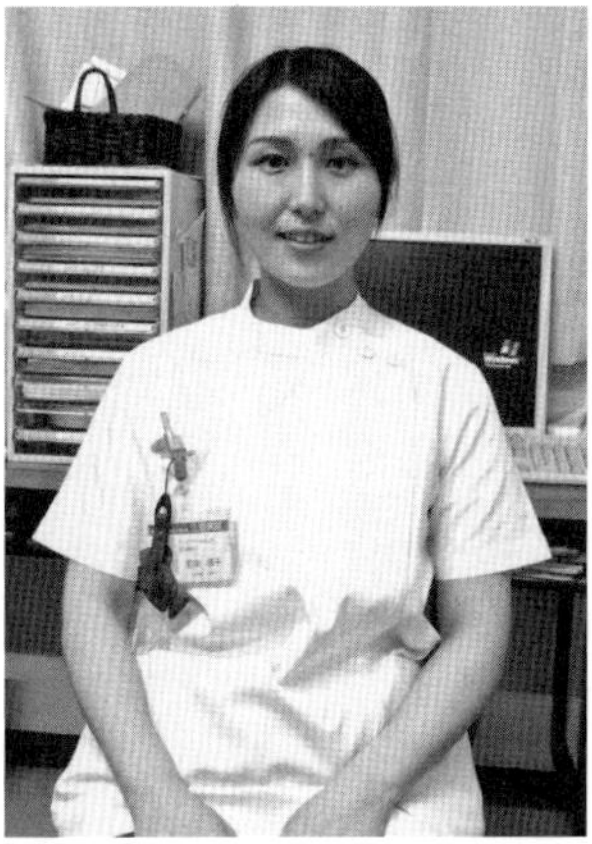

前田順子さん（言語聴覚士）

最初はロコバントさんがいて、奥様、子どもさん、そしてST……。ちょっとコミュニケーションの環境が限られていたのですが、徐々に年を経て、復職されてご友人も増え、職場の同僚の方との直接的なつながりもできてきました。そしてリハビリが終了したいま、ボランティアさんも参加してくださるようになって、人の輪が広がっていって、コミュニケーションの花が咲いたように映っています。

ボランティアさんの存在をいまお伝えしましたが、このボランティアさんは何をされているのですか？

ロコバント　天皇制についての本を読むことの手助けです。僕がまず読んで、間違ったことをボランティアさんが指摘してくれて、同じ文章をもう一度読みます。僕はわからないことがあれば聞きます。わかった場合は続けて次の文章に移ります。そして逆に同じことをやって、ドイツ語で書かれた論文を読む。そして先生（ボランティアさん）は生徒になって僕に聞く。それで訳したことが正しければよし、間違っていれば直して、ドイツ語の教師（ロコバントさん）が生徒をやる。生徒（ボランティアさん）が僕の日本語の先生もやる。そういうふうに全部やります。

前田　お互いがギブ&テイクの関係でなさっているということですよね。

ロコバント　そうです。

前田　取り組みが能動的ですよね。これからもこのような人の輪を拡げていけるような人間関係が続いていくと素晴らしいなと感じています。

復職　そして大学を辞める決意を

前田　ロコバントさんは二〇〇五年に脳梗塞を発症され、二年後の二〇〇七年四月に復職を果たされました。約二年半の勤務を経て、二〇〇九年九月に退職されています。

お仕事が始まると、私とのリハビリの回数も減って、一か月に一回様子をうかがうという段階に入りました。復職はいかがだったですか？

ロコバント　復職はわりと簡単。大学でアシスタントをつけてくれた。つまり二人で教えた。僕が学生に説明する。わからなかったら、もう一度、アシスタントの彼が説明する。一年目はこうして非常によかった。だけど二年目はうまくいかなかった。非常にまずかった。学生の評価も低かった。二年目が終わった時に、僕は六五歳になっていた。七〇歳まで働くことはできたのですが、六五歳で辞めることに決めた。そして辞めたことは本当に良かったといまは思っている。

前田　辞めることを決めた時、ロコバントさん、日本語が全然ダメだとおっしゃることが増えてきて、そう話されていました。ドイツ語がこのあたり（高いところ）だったら、日本語はこのあたり（低いところ）だ、と。そういうふうにジェスチャーで示されることも何度かありました。ちょうどその頃、体調も心臓の具合を良いほうに整えなければならなかったりしましたね。辞めると決めて、大学を離れて、生活の負荷量のバランスがかなり良くなったのか、リラックスした状態でお話ができるようになりました。二〇一〇年六月にリハビリ終了となり、現在は自宅療養をしながら、ライフワークである研究に取り組まれています。

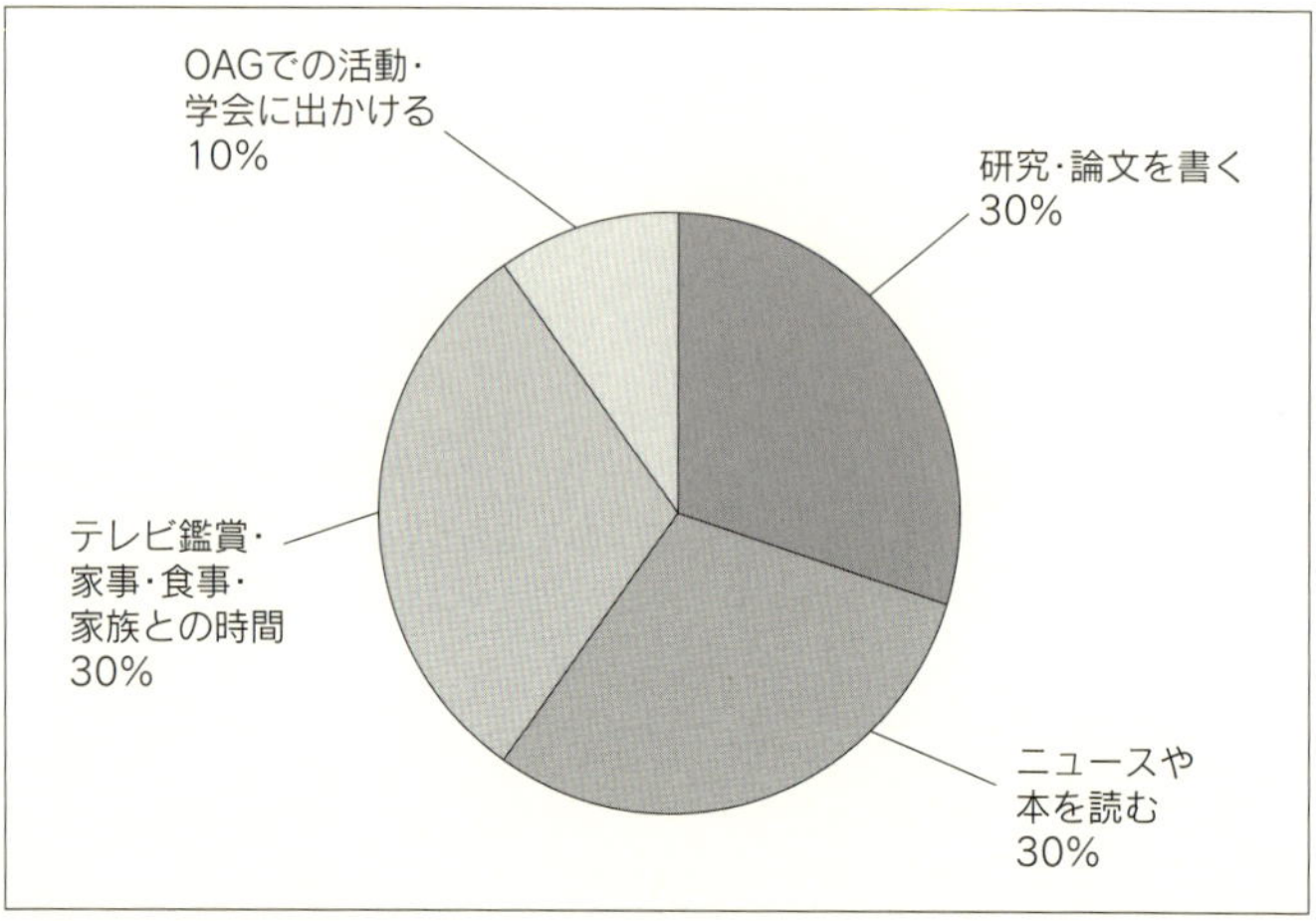

図 1-7　いまの生活

いまの生活について

前田　実際にどのように過ごされているのか、ロコバントさんの今の生活について図を書いていただきました。いまの生活に関して、どのような活動にどれだけ時間を配分しているのかというのをグラフにしてもらったものです（**図1-7**）。

もともと論理的な思考に長けていらっしゃるので、すぐに図のとおりパーセンテージでグラフにしてくださいました。

まず、ライフワークである研究、論文を書くという時間が三〇％、そしてインターネットのニュースや本を読むというのが三〇％、テレビや家族との時間、趣味などが三〇％、最後に「ＯＡＧ（オーアーゲー）」での活動、学会に出かけるが一〇％。ロコバントさん、ここで「ＯＡＧ」というのが出てきますが、これは何ですか？

ロコバント　日本語訳では、「ＯＡＧ」は「ドイツ東洋文化研究協会」。一八七三年（明治六年）にできた社団法人で、文化的な分野で日本のことをドイツに紹介しています。日本の歌や講演をしたり、図書室なども運営しています。そして何より全部ドイツ語でそれらが行われています。僕が長年ドイツ語を忘れなかった理由は、「ＯＡＧ」の存在によると思います。

前田　ここで活動されることがドイツ人としてのロコバントさんらしさを確かめられる場所、という感じでしょうか？

ロコバント　そうです。

前田　おいしいドイツ料理もここで食べられるんですよね。

ロコバント　食べられます。

前田　いまは週に一回通われているんですか？

ロコバント　週に一回講演をやります。そして僕は、月一回の会合があります。それは非常にいいものです。

ある一日の様子

前田　このように積極的に活動されているロコバントさんですが、ある一日の様子をご紹介したいと思います。

まず朝起きて、血圧を測定し、朝ご飯は好きなテレビを見ながら召し上がられるそうですが、ロコバントさん、お好きな番組を教えていただいてもいいですか？

ロコバント　午前に見るのは「とくダネ」（フジテレビの情報番組）に決まっています（笑）。いろいろな情報があって非常にいいです。

前田　それが奥様と話をする時間でもあるんですよね。

ロコバント　そうです。

前田　そのあと家事のお手伝いをされたり、読書、言語交流……。この言語交流がボランティアさんが来られる時間ですね。週二回やっていらっしゃるんですね。そして午後からはライフワークである研究の時間をたっぷり取られまして、夕方涼しくなったころにお散歩、そして夕方には夕食ですね。また夜になるとテレビの時間がやってきますが、何をご覧になっているのですか？

ロコバント　だいたい午前中に新聞を見て決める。昨日はＮＨＫで（厚生労働省の）局長が（無罪判決がおりて）自由になった番組があり、本当に面白かった。そうでなければ推理物を見ます。そうでなければ刑事物（笑）。

前田　二時間ですっきり解決するものがお好きなんですね。

ロコバント　そうです（笑）。

前田　私なんかはテレビを何気なくつけて見てしまうのですが、ロコバントさんを尊敬するのは、テレビ一つでも、何気なくではなく、決めて見る。見るべきかどうか考えて、決めて、取捨選択して見るというのが素晴らしいと思います。

もちろん、最初からこのようなリズミカルな生活があったというわけではないのですが、お元気になられるにつれて、徐々にご自分にとって活動の優先順位が明確になり、いまのこのような規則的な生活を継続されているのだと思いました。

障害について思うこと

前田　それでは最後に近づいてまいりましたが、ロコバントさんが今回ご病気をされて、障害をもたれたことに対して、とても印象に残っている言葉がありますので、ここでご紹介させていただきたいと思います。

ロコバントさんは病気になられたことで、生活はとても不便になってしまった。だけれども、それは決して不幸な人生を意味しないのだというふうに強くおっしゃってくださいました。

例えば、うまく話せなくても読めるかも知れないし、書けるかも知れない。生活は不便だけれど、それは決して不幸ではない、ということです。

とても力強いお言葉なのですが、実際に生活の中で何か工夫をされていたり、代償されていたりすることはありますか?

ロコバント　やっぱり言葉が通じなければ、文章を書きます。上手に書けなければ、二本の指を使ってコンピュータでやる。いつも違う方向、違う方法で見つかることがあります。

前田　そうですよね。目的に対して、できないからあきらめるのではなく、いろんな方法を考えて見つけていかれています。たくさん工夫をして生活をされているということですね。

ロコバント　そうです。

前田　それでは最後に、ロコバントさんにとって「いまを生きる」ということは？　これについてメッセージをいただいてもいいですか？

ロコバント　ライフワークを達成することはやれることです。言語は十分ではないし、一〇〇％できないことはわかっています。けれども、いままでと違った方法で取り組むことはできると信じています。

前田　ありがとうございました。私には「ライフワーク」という言葉が、最初はピンとこなかったのですが、ロコバントさんと長くお付き合いさせていただく中で、ライフワークをもっている方の強さというものを、傍らで学ばせていただいたように思います。本日はどうもありがとうございました。

講演を終えて

司会（森田）　ロコバントさんのお話、日常会話にはもう困られないだろうと思いましたが、大学の先生に戻られるというのは、これは本当に高いハードルだっただろうなと思います。そのために努力された様子が伝わってきたのですが、どこが一番大変だったか、もし良かったら教えていただけますか？

ロコバント　壁が高かった。大学というと、非常に上手に教えなければならない。ドイツ語を教える時も上手でなければならない。僕の日本語はそれには足りない。二年間だったのですけれど、大学はアシスタントをつけてくれました。それでやったけれど、この二年で僕はあきらめた。僕は（本来の勤務期間である）五年間を捨てて、早めに退職をしました。

司会　できない、責任が果たせないなら辞める、と。

ロコバント　そうです。

司会　いま取り組んでいらっしゃるのは日本文化の論文ですね。こちらは？

ロコバント　僕の場合には、日本語は聞くほうはだいたいわかった。しゃべるほうは無理。書くほうも無理。だんだん書くことは覚えて、そしてだんだんしゃべることも覚えてきました。いまも決して日本語は良くない。ドイツ語は平気です。ドイツ語で、この三〇年間にわたったさまざまな分野においての論文をまとめて、一つのライフワークをします。

司会　そうすると、いまは自分に残されている、できること、それに取り組もうというお気持ちになられているということですね？

ロコバント　そうです。

司会　先ほど、病気をした直後に「神は正義ではない」とおっしゃっていました。その言葉が私は心に残ったのですが、そのくらいおつらかったということだと思いますが、五年経ったいま、それはどんなふうにお感じなのか、うかがってもよろしいでしょうか？

ロコバント　う〜む、「神は正義」とは言えない（笑）。四〇年間勉強して、非常にいいレベルに達していた日本語が、いまはしゃべることが決して上手ではない。読むことはいいのですが、自由にしゃべることはできないのです。

司会　正義ではない。ただ、その正義ではない運命の中で、決して負けてしまうことなく選ばれた道は、私たちに力を与えていただけるような歩みに感じるのですが、それはいったい何だったのでしょうか？

ロコバント　それはライフワークです。五年前にすでに書き出したものです。江戸時代の中期の歴史、明治時代の前の歴史がライフワークだったのですけれど、そのあとに明治時代に入っての、国家、宗教、法律、天皇制、全部ひっくるめたものをやっています。

司会　ライフワーク、それがロコバントさんにとってとても大切なもので、それを貫きたいという意志の強さを私は感じました。

ロコバント　僕がやらなければできる人はいないです。失礼！　申し訳ない（笑）。

司会　いえ、胸を打たれます。フロアから質問か、ご感想、ありますか？

観客　母国語ではなく外国語としての日本語を失語症で失うというのは、私たち日本人にとってはわかりづらい感覚だけれども、非常に貴重なケースだと思ってお話をうかがっていました。ライフワークというのは、私でなければ成し遂げられないのだ、という強い意志だと思うのですが、そういった意思の強さのさらに根底には何があるのでしょうか?

ロコバント　例えば日本語は外国語だったのですけれど、半分ぐらいのペーパーを日本語で発表した。そしてそれを自分で書いたものですから、ちらっと読めば、ああそうか…と、全部わかる。いまはだいたいわかるようになった。しかし最近のことです。一年前には無理だった。

観客　ありがとうございました。

司会　根底にあるものという質問でしたけれど、むずかしいですね。一番の生きているエネルギーがどこにあるのかという質問でしたが、やはりそれはライフワーク、というところに戻られるのですね。

ロコバント　そうです。

司会　何かうかがっていると、ライフワークの根底もライフワークのような感じがいたしました。ロコバントさん、そして前田さん、本当にありがとうございました。

＊前田順子さん（言語聴覚士）の本書刊行時の勤務先は三宿病院。

〈インタビュー〉
夫の障害とリハビリについて

語り手　ロコバント・靖子／聞き手　編集部

――言語聴覚士の前田さんのお話の中に、家庭において奥様である靖子さんがなされた日本語の学習についても触れられています。当時、ご主人の障害とリハビリについてどのように考え、取り組まれたのでしょうか？

ロコバント・靖子（以下、**靖子**）　最初、主人の日本語は回復しないという診断が下されたのですが、本当にそうなのか？　と反発する気持ちがありました。というのは、入院して三日目に日本語は音声しか出なかったのですが、ドイツ語の文章の発話があったのです。ドイツ語で文を作れる以上、言語野そのものがひどく壊れているのではないかもしれない。あきらめることはないと思ったのです。

しかしここは日本です。ドイツ語でリハビリを受けるためにはドイツに帰らなければなりません。日本でやるのは不可能なので。それに、大学に復職するためには、日本語を取り戻す必要もあります。だから、日本にいて、日本語のためのリハビリを受けることを決め、ドイツ語は、私たち家族や友人が何かしなければならないと考えました。

ありがたかったのは、二つ目の病院に入院している時、ドイツ人の友人たちがほぼ毎日のようにお見舞いに来て、ドイツ語でしゃべるということを積極的にやってくださったんです。主人がかつて働いたことのある「ＯＡＧ（ドイツ東洋文化研究協会）」の方が旗振り役になって、「時間のある人は、ともかく病院に行って、ロコバント先生とドイツ語で話をしてください」と言ってくれて、主人の知り合いも、そうでない人も次々に病院に来てくださいました。この取り組みはとても効果的で、ドイツ語の会話については大きな変化が起きました。

日本語については、私が日本語教師をしていたので、主人の日本語の何ができて、何ができないか、チェックしました。すごく不思議だったのは、漢字が読めない、漢字の意味も忘れているのですが、漢英辞典は使えたのです。木ヘンなど、部首索引ができたんです。使っていた漢英辞典には部首にナンバーがついていて、そのナンバーも主人は覚えていた。これにはすごく希望を持ちました。漢字も、漢字の検索能力も、脳からすべて消えてしまっているのではないとわかったからです。

当初はカタカナがぜんぜんわからなかったし、ひらがなも忘れてしまった。名詞がすごくなっているのもわかったので、家の中では例えば冷蔵庫に「れいぞうこ」と書いた紙を貼りつける、そういうことからしました。でも、これは実際には役に立たなかったらしいです。

そのほか、家庭で日本語教育の文型文法を毎日レッスンしました。文型にあてはめていくと、例えば、あっ、この文型は理解できている、戻っているということが見えてくるんです。話す言葉はなかなか進歩しないのですが、書き言葉、読みの能力、それは話す能力がプラトー（横ばい）と言える時期になってもどんどん進歩している。目覚しい変化があるんです。それを知ることができたのも、文型文法のチェックのおかげと思っています。

——言語を身につけていく階層性と、損なわれた時の階層性というのは一致する可能性が高いということがありますね。

靖子　本当にそのことを実感します。言葉を教える時の文法的なテーマは、教科書ではやさしい段階から徐々にむずかしくなって、最後のほうに感情表現のような複雑なものがありますね。ともすると感情のひだひだみたいな表現がまだ言えないなどと思ってしまいますが、私はそういう言葉を「待ちの課題」として一つに括ってみました。いまはとにかくジタバタしてもダメだと、そういうふうに考えたほうがいい文法項目があるなと思ったのです。そして実際、二年半ぐらいすると、あれっ？　と思うような表現が戻ってくる。受動態とか使役なども教えたからといって覚えるものではないのですが、これもまたかなり時間が経ってから、はたと気がついたら出てきたりして……。

リハビリの最後の頃、前田さんから「高次脳機能の機能階層」というピラミッドの絵を見せてもらったのですが、ああそうか、私たちはこの階段をのぼっていたのだとわかったのです。

——大学への復職に際して苦労されたことは、どのようなことですか？

靖子　主人は日本語もだいぶ話せるようになってきたし、もう大丈夫と思って実に脳天気なんです。

病識がないというか、自分の失語症に対する自覚がない。これが主人の場合、一番の問題点だったと思います。自分で壊れた言葉をあやつらなければならないという意識が全然ないんです。実にポジティブな性格で、常に前向きで明るい。でも、奥さんはその代わりに頭を抱えてしまうこともあるんです（笑）。

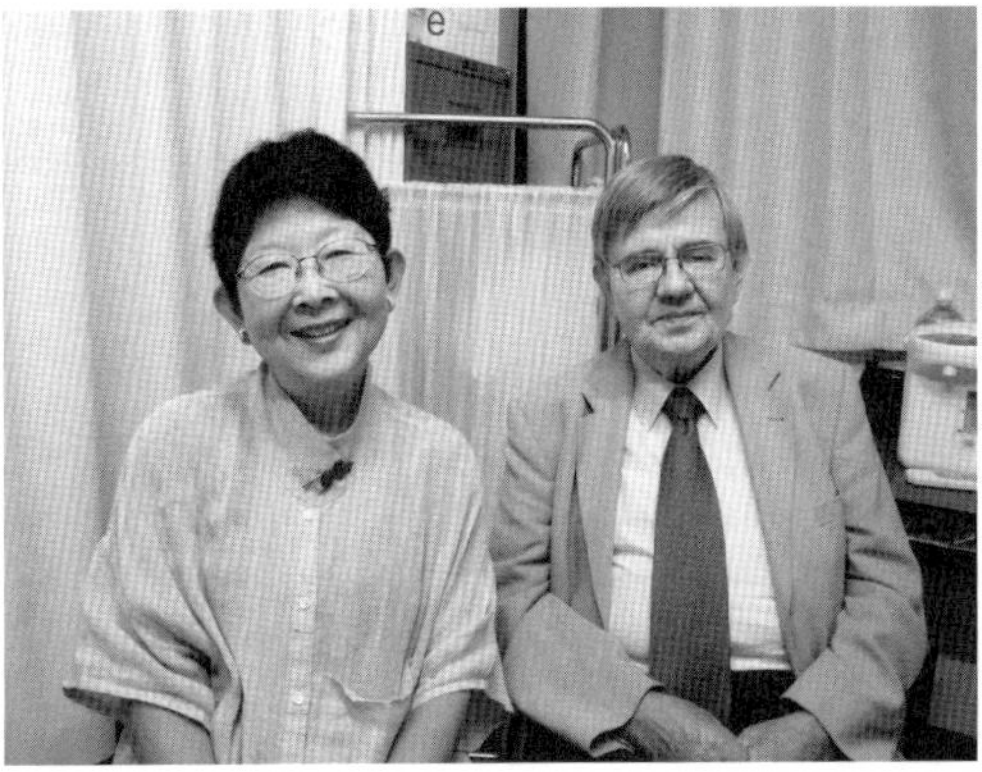

ロコバントさんと靖子さん

また、失語症は「見えない障害」で、大学もどれだけ「できない」のか理解しきれません。復職はある意味、そういう誤解で可能になったと思います。

――家庭ではなかなか現状認識しづらい面もありますね。

靖子　それが主だと言ってもいいぐらいです。つまり、家庭の言語というのは、言葉が多少伝わらなくてもわかるわけです。長い間結婚していれば、主人が言わんとするところはわかります。ですから、私は主人の失語状態に悩むことは実際にはそれほどなかったんです。

ただ、主人の思いと私たち家族の感じている現実との差、それに悩むことが多かったですね。最終的には、「コミュニケーションって何だ？」というところに行き着くんです。人が理解し合うための言葉そのものが実は頼りにならない、ということをつきつけられるわけですから。

――そうした時、言語聴覚療法は役に立ちましたか？　言語聴覚士の存在は、ご家族にとって、どのようなものだったのでしょうか？

靖子　とても大切な存在です。例えば言語の壊れ方や戻り方、それをチェックする手段というものを私たちは持っていません。主人の言葉がどうなっているのか、それを標準失語症検査という検査の場面に立ち会って初めて知ることができます。

本当に初めは主人の日本語の壊れ方がショックでした。というのは、いま言ったように、家族は生活言語の範囲でなんとか通じてしまうので、支障がないいんです。だからやっていけるように思えてしまいますが、職場復帰となるとそうはいかない。ではどこをどう学習していけばいいのか……。STさんが入ってチェックしてくれると、私と主人で通じていたと思っていた現実がガラガラと音を立てて壊れたりするわけです。

例えば、最初の頃に言葉の理解を調べる課題があって、「卵と自動車と……」といったいくつかの絵があります。STさんが「自動車はどれですか？」と質問する。自動車なんて当たり前にわかるでしょうと私は思っているのですが、主人は考えこんでいたり。ようやく指したのが卵だったり。それは信じられないようなショックです。でも、こうして家族は主人の失語症の生の姿を知ることができるのです。

主人が「リハビリはもういいんじゃないか？」と言い出した時があったのですが、「いや、まだ必要です」と私は言いました。それは、いま思えば私にとって必要だったのかもしれません。STの前田さんが毎回のリハビリで、「その後どうしましたか？」と近況を聞いてくださいます。そこですでに言葉のチェックが入っているんですよね。それを聞いていて、私も主人の状態がわかるし、どういうことを主人と一緒にやっていけばいいのかもわかってくるのです。

リハビリで課題を出されるのも良かったですね。主人にとって、次のステップを踏むための良いきっかけになりました。家族ではそういうシチュエーションには持っていけません。家庭学習は家庭学習として試行錯誤で、前田さんも「二言語の障害」ということで試行錯誤だったと思います。それでも家族としては、言語聴覚療法という専門のリハビリがある、という現実に何ものにも代えがたい安心感がありました。これがなければ、私自身いろいろなことに気がつけなかったと思います。

ですから、主人が感じているよりも、見守る家族のほうが、STの存在に大きな恩恵を受けているんじゃないかと私はよく思いました。ここで学び合って、次のステップを作っていくという関係を持てた。これはとてもありがたいことだったと思います。

いまだって毎日の会話で必ずしもスムーズにいっているわけではありません。でも、いまの主人の意識は「自分は失語症だ」となっていて、病気についての気づきが発症から五年ぐらいして、はっきりと定着してきました。それが自分の課題なのだと意識化され、失語症を受容し、それに向かい合って生きていこうというところもあって、以前とはずいぶん違います。これは「時の癒し」だと思うんです。時間が経って、落ち着き始めています。いまでは主人が言葉が出ずにモゴモゴ言っていると、家族のみんなで全然違う話を作ってしまったりして、本人が慌てる、そんなふざけたことができるほど、私たちに心の余裕があるんです。

というのも、失語症という言葉そのものの不備に対するいらだちはなくて、主人の人格が整ったと受け止められるんです。彼は彼の人格の上に立った自分を生きている。そう思えた時、言葉の不備は全然問題じゃないんですよね。

脳が壊れるということは、普通の状態ではないわけで、負荷がかかりますよね。その負荷とどう向き合うか。言語状態もすべてバランスの問題のように思います。負荷のバランスのとり方、そして時間軸の癒し、それらをうまく割り当てていけたら、生身の体の脳にとても良い状態が作れるのではないかという感じがしますね。

参考文献

ロコバント靖子著「夫はバイリンガル失語症」(大修館書店、二〇一三年六月)

第二章　高次脳機能障害

高次脳機能障害について……………………鈴木　勉（言語聴覚士）

ゆっくりでもいい、前に進む……………小澤希予志・小澤京子

〈インタビュー〉……………………………鈴木　勉／聞き手　編集部

高次脳機能障害について

鈴木　勉（地域活動支援センターはるえ野・言語聴覚士）

1　高次脳機能障害とは

高次脳機能障害は、脳卒中などの病気や、事故で頭を打つなどして、脳に損傷を負った結果起きた障害です。記憶障害、注意障害、遂行機能障害、社会的行動障害の四つが含まれます。これらの障害になると、日常生活を送るうえで支障が生じ、障害が重いと生活の自立が困難になることもあります。

そのような重大な障害にもかかわらず、少し前までこれらの障害は世の中に知られることなく、リハビリテーションもほとんど行われていませんでした。関連する医療職の人でも知識がないことも珍しくありませんでした。患者さんは援助の手が差し伸べられることなく放置されていました。

この状況に変化が起きたのは平成一三年です。当事者家族団体の強い要求を受けて、この年に厚生労働省が高次脳機能障害支援モデル事業を始めました。それが高次脳機能障害のリハビリテーション元年となりました。モデル事業は五年間行われ、その結果、情報が蓄積され、リハビリテーションの枠組みが作られました。それとともに、この障害のリハビリテーションを行う施設が増えていきました。マスコミでも取り上げられ、世の中に徐々に知られるようになりました。

高次脳機能障害は、大人だけでなく子どもにもあります。ようやく最近、小児の高次脳機能障害にも目が向けられるようになりました。脳症・脳腫瘍・脳外傷など、原因はさまざまです。症状の特徴は成人と変わりありませんが、発達途上にあるため、小児特有の問題も生じます。今後一層の支援の展開が期待されています。

2　高次脳機能障害の特徴

高次機能障害に含まれる四つの障害の特徴は次のとおりです。それぞれの障害の程度は人によって異なります。なお、これらの障害は知的機能の低下によって起きるものではありません。知能検査が良好でも、高次脳機能障害が明らかな場合もしばしばあります。

①記憶障害

記憶障害には二つの特徴があります。一つは、受傷後の出来事や新しい情報が記憶に残らないことです。このため少し前の経験を忘れたり、新たに学習したことが記憶に残りにくくなります。その結果、物忘れが多い、仕事が覚えられない、などの問題が生じます。

もう一つは、受傷前の記憶が失われたり、不正確になることです。古い記憶ほど保たれる傾向があります。

②注意障害

注意障害には四つの特徴があります。注意を集中できない、注意を持続できない、注意を切り換えることができない、複数のことに注意を振り分けることができない、という症状です。それらの特徴により、注意が散漫になったり、複数のことに目配りしながら作業を行うことが難しい、などの問題が現れ、ミスが増える結果となります。

③遂行機能障害

目的を設定し、段取りを立てて作業を進めることが難しくなる障害です。何をしたらいいかわからない、何から始めたらいいかわからない、どんな手順で行えばいいかわからない、という状態になります。作業が始まらない、作業が進まない、いつ終わるのか見通しが立たない、といった問題が生じます。

④社会的行動障害

社会的に不適切な行動を行う障害です。自発性が低い、感情を抑制できず、ほかの人を不快にさせる行動をとるなどの症状を示し、ほかの人と良い関係を維持しにくいという問題が生じます。

高次脳機能障害は、外からひと目でわかる障害ではないので、ほかの人に障害の特徴を理解してもらうのが容易ではありません。誤解を受けることもあります。そのため障害に即した対応をしてもらうのに苦労することがあります。高次脳機能障害についての啓発活動は今後も粘り強く続ける必要があります。

3　高次脳機能障害のリハビリテーション

以下の三種類のリハビリテーションがあります。

①医学的リハビリテーション

病院で行うリハビリテーションです。急性期、回復期の病院で行われ、退院後は通院で継続する場合もあります。半年から一年が目安です。

担当は、言語聴覚士、作業療法士、心理職などですが、理学療法士の訓練や、病棟での活動にも高次脳機能が関わりますので、それらの場も実際上、高次脳機能障害の訓練になります。

②生活訓練

医学的リハビリテーションの後、身体障害者更生施設などで行う訓練です。日常生活や社会参加の能力を身につけることが目的です。さまざまなプログラムを行う中で、自己管理、作業能力、障害の補助手段の利用、コミュニケーションなどの向上を図ります。

③職能訓練

就労に向けた訓練です。就労には、仕事に必要な作業能力以外に、例えば、生活のリズムを維持すること、職場の人と良い人間関係を保つこと、問題が起きた時に適切に処理することなども必要です。このような点も視野に入れて訓練を行います。

4 高次脳機能障害の当事者家族会

高次脳機能障害の当事者家族会が行政を動かすうえで大きな力になったことはすでに述べました。現在では日本各地に当事者家族会ができています。定期的に例会を開いて情報を交換したり、困ったことがあれば会員同士で支え合います。また社会への啓発活動、行政への働きかけも行います。

全国規模の団体としては、二〇〇〇年に結成された特定非営利活動法人「日本脳外傷友の会」（東川悦子理事長）があります。

5　高次脳機能障害者に対する相談支援

障害者自立支援法により、都道府県は、高次脳機能障害者への支援拠点機関および支援コーディネーターを配置するなど、適切な支援体制の整備が定められました。支援拠点機関の一覧（高次脳機能障害支援普及事業支援拠点機関）は、国立身体障害者リハビリテーションセンターのホームページ（後述）に掲載されています。

6　精神障害者保健福祉手帳

高次脳機能障害の人は、身体障害者手帳を取得することはできません。「器質性精神障害」として、精神障害者保健福祉手帳を申請します。診断書の記載は、精神科医のほか、リハビリテーション医や脳外科、神経内科の医師でも可能です。

7　参考資料

高次脳機能障害についてさらに詳しく知るには、以下の資料が参考になります。

渡邉　修『高次脳機能障害と家族のケア―現代社会を蝕む難病のすべて』講談社プラスアルファ新書　二〇〇八年

柴本　礼『日々コウジ中―高次脳機能障害の夫と暮らす日常コミック』主婦の友社　二〇一〇年

日本脳外傷友の会 編『高次脳機能障害とともに―制度の谷間から声をあげた10年の軌跡』せせらぎ出版　二〇一一年

名古屋市総合リハビリテーションセンター 編『50シーンイラストでわかる高次脳機能障害「解体新書」―こんなときどうしよう!?　家庭で、職場で、学校での〝困った〟を解決！』メディカ出版　二〇一一年

栗原まな『よくわかる子どもの高次脳機能障害』クリエイツかもがわ　二〇一二年

参考・引用文献

国立身体障害者リハビリテーションセンター高次脳機能障害情報・支援センターホームページ
http://www.rehab.go.jp/brain_fukyu/rikai/

ゆっくりでもいい、前に進む！

小澤希予志（交通事故後高次脳機能障害）
小澤京子（母）

受傷と後遺症

小澤希予志（以下、**小澤**）　私の名前は小澤希予志です。よろしくお願いします。

私は一九八一（昭和五六）年九月生まれで、現在二九歳です。東京都杉並区に住んでいます。一九九七（平成九）年一一月、オートバイの事故で障害になりました。当時、高校一年生の一六歳でした。受傷名はびまん性軸索損傷、外傷性くも膜下出血、脳内出血、肋骨骨折、骨盤骨折、片肺損傷などです。その結果、右片麻痺、高次脳機能障害、失語症、動眼神経麻痺、複視、視野狭窄などの後遺症が残りました。

定時制高校に転校

小澤　約八か月間の入院のあと、受傷前に通っていた高校は退学して、新たに都立の定時制高校に入学しました。昼は病院でリハビリをして、夜は学校に行く、という生活になりました。

高校の通学はほとんど親、きょうだいに手伝ってもらっていました。その頃はまだ体の安定が悪く、眼が二重に見えてしまう複視と、視野狭窄もあり、また道が覚えられなかったためです。

授業はあまり理解していませんでしたが、なんとか進級しました。体育の授業は見学だったり、みんなと違うことをしていました。

遠足とか修学旅行など校外の行事の時は親が一緒でした。これは学校からの要請でした。定時制高校には私の障害を知らせてありましたが、身体障害者というだけで、高次脳機能障害はまだ理解されていませんでした。

大学に入学

小澤　高校に四年間通い、卒業しました。卒業後、定時制高校の担任の先生の薦めで、国士舘大学政経学部二部に入学しました。

大学は通常四年で卒業のはずですが、八年かかりました。なかなか理解できない学科があり、単位が足りませんでした。また、精神的に落ち込んで、長期間休んでしまったことも原因です。

大学入学当初は、親に送り迎えをしてもらい、道が覚えられるようになってからは、一人で通学するようになりました。私はあまりよく覚えていませんが、親から聞いた話です。大学の授業が終わって、いつものように電車に乗って帰ろうと駅まで歩いて行ったら、工事のために駅の改札が移動してどこだかわからず、歩いて家まで帰ったことがあったそうです。道がわからなかったのですが、なんとか家に着きました。

また、講義の教室がいきなり変わってしまうとそれがわからず、誰もいない教室で一時間も待っていたことがありました。大学には障害があることを申告していましたが、特別な扱いはありませんでした。

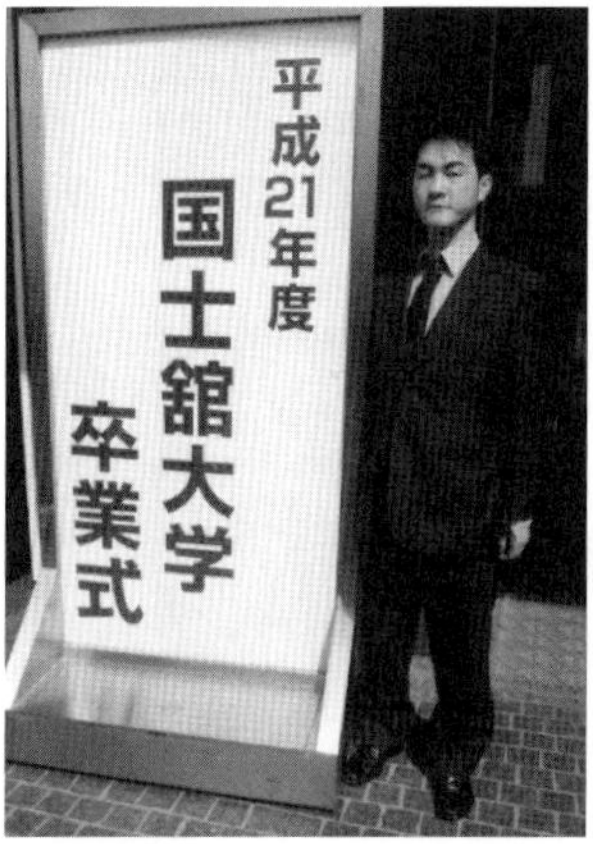

小澤希予志さん

「ハイリハ東京」との出会い

小澤　定時制高校の頃、通院していた病院の言語聴覚士の先生に、高次脳機能障害の若い人と家族の集まりに誘っていただきました。それが「ハイリハ東京」です。**図2-1**はハイリハ東京のロゴです。会員の鈴木郷君が描きました。

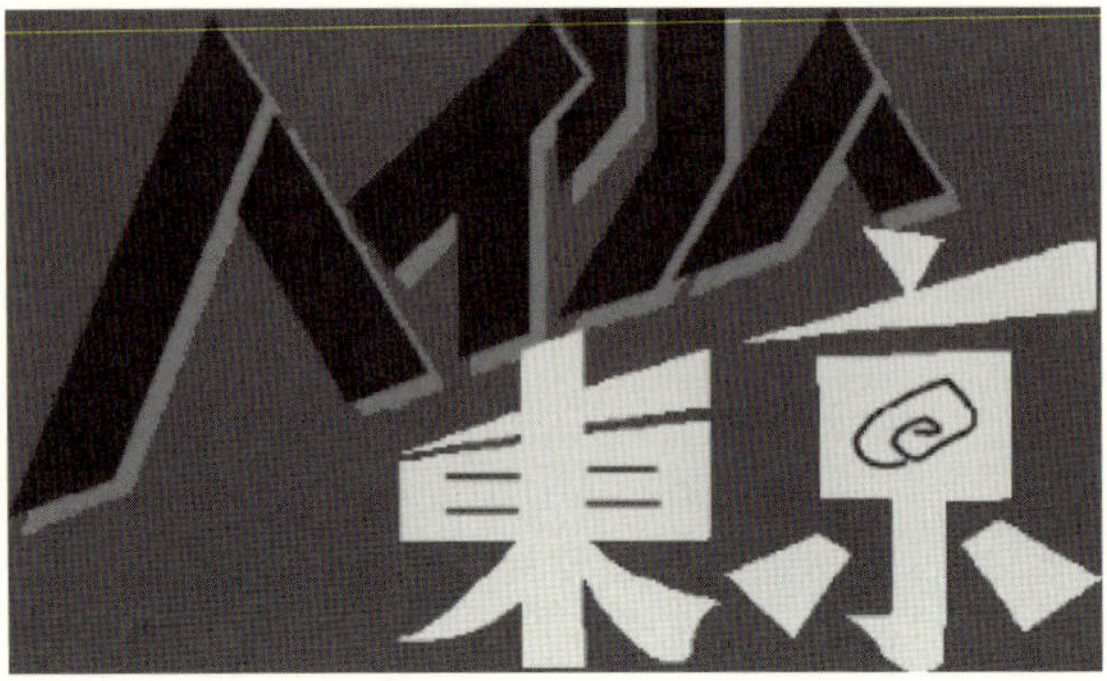

図2-1　「ハイリハ東京」のロゴ

最初は母の言うとおりついていくだけで、まったく興味もありませんでした。何回か参加するあいだに、話をする相手ができたりして、参加することが楽しくなってきました。いまは昼食の時間に何人か集まって、近くのレストランやラーメン屋に行って、雑談をしながら昼食を食べるのが楽しいです。

会では、交流を中心としたフリートークの時間を多くして、近況報告などをしています。新しく入会してきた会員が一人にならないように声をかけたり、車椅子の人を介助したりして、自然と会員同士で助け合っています。

昨年（二〇一〇年）の一二月には、「ハイリハ東京」一〇周年記念の行事として、東京芸術劇場の展示室を借りて、グループ展（**写真2-1**）をしました。絵画や写真、書道、手工芸品などの展示です。ポスター作りから会場設営まで、当事者が自分たちの手でやりました。大変盛況で、とても有意義な時間でした。

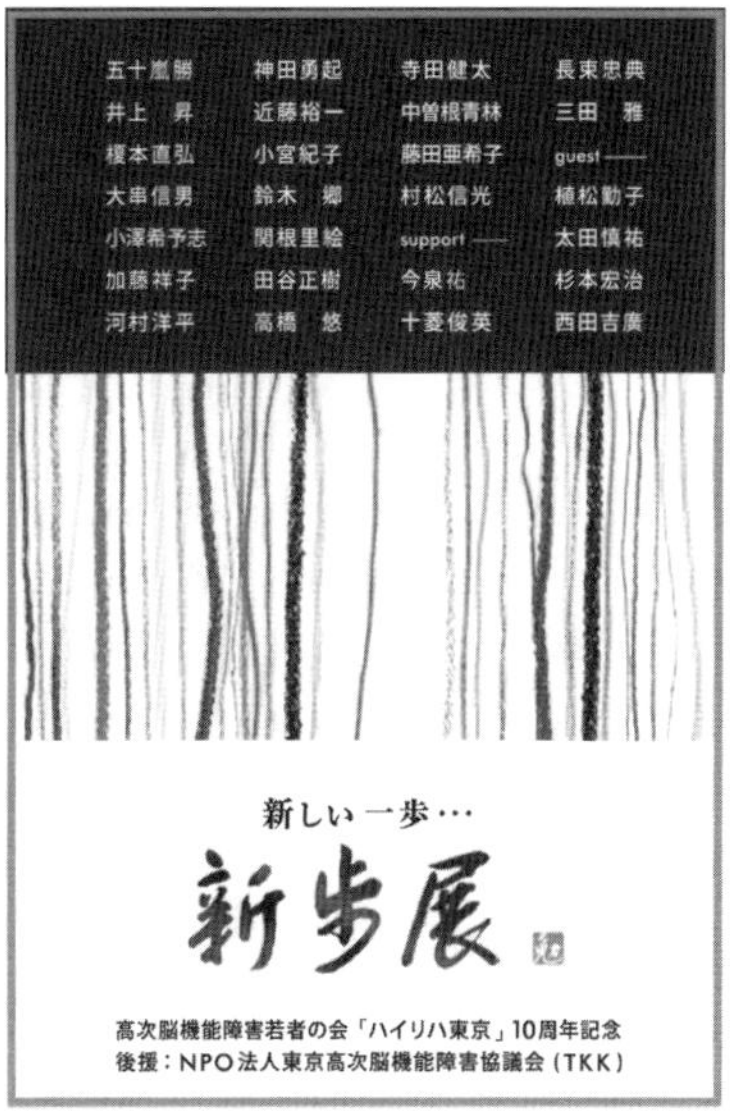

写真 2-1　グループ展「新歩展」のポスター

就労支援

小澤　大学卒業後のことは、親と私の住んでいる地域の福祉関係の方と相談をして、昨年六月から埼玉県の所沢にある「国立職業リハビリテーションセンター」に通いました。

センターでは、最初の一か月間は評価訓練をして、どのようなことが得意か苦手か判断をしてもらい、そのあと本訓練が始まります。

高次脳機能障害者の入るところは、職域開発課というところで、パソコンの使い方、事務作業、郵便物の仕分け、会社面接の仕方、言葉遣い、コミュニケーション訓練、あいさつなど社会に出てから必要なことを習いました。

就職

小澤　一〇件以上の会社面接をして、卒業間近に就職が決まりました。しかし、二〇一一年三月の東北大震災の影響で、就職が決まらない人もたくさんいました。

二〇一一年の七月から都内の某株式会社に出社しています。仕事の内容は、九時から五時半までで、社内と社外のメール便の仕分け・発送が中心です。体が自由に動くということで、最近、同じ地域の別ビルにも配送をしています。私のほかにも障害の方がいて、一緒に働いています。仕事は覚えることも多いのですが、なんとかやっています。いまでも杉並区地域生活支援課の方がジョブコーチとなって時々会社に来て支援してくださっています。

七月に、生まれて初めての給料をもらいました。そのお金で両親を食事に招待しました。

二人の兄との思い出

小澤　これから二人の兄との思い出をお話しします。

私は三人兄弟の末っ子で、大変心強い兄が二人います。二人ともスノーボードのインストラクターをしていました。私は高次脳機能障害になって、友人も少なくなってしまって、いつも家にいるので、真ん中の兄が新潟に誘ってくれました。

行きは兄と一緒に車で行きましたが、帰りは一人です。越後湯沢から新幹線に乗って東京駅に着いたら、母が東京駅に迎えに来ている、という予定でした。

帰る日、兄に夜、越後湯沢まで車で送ってもらい、駅の改札で別れて一人でホームに行って、電車を待っていました。そこに新幹線が来て、乗車券の番号の車両をやっと探し、乗ろうとしたらバタンと扉が閉まって、乗れませんでした。

これは最終の新幹線でした。そのあといろいろとややこしいことがあり、なんとか東京に帰ってくることができました。越後湯沢の駅長さんや駅員さんのおかげです。私が障害者だということを言ったら、自宅に電話をしてくれたり、帰る方法を考えたりしてくれました。

次に上の兄が猪苗代でスノーボードをしているので、今度は上の兄のところへ行くことになりました。また帰りは一人です。郡山から新幹線で東京に帰り、母が迎えに来ることになっていました。前回乗り損ねたので、今回は上の兄に母が、「車両の中まで入って、座席に座らせてから別れてね」、と言ったらしく、上の兄はそのとおりに、私を座席に座らせてくれました。その時電車が発車して、今度は兄が降りられなくなってしまって、宇都宮まで兄は無賃乗車をしてまたややこしいことになった、というエピソードがあります。

このことで兄たちも私の障害のことがわかってきたようでした。

障害者になって得たこと

小澤　私は理解をするのに時間がかかったり、地理的に迷ったり、忘れやすかったりと、困ったことがたくさんありますが、自分が障害者になってみて、経験から得たこともたくさんあります。何度も失敗を重ねたり、不安になることもありましたが、成功した時には大きな喜びを得ることができました。それが現在の自信につながっています。

そしてリハビリには息抜きも必要だと思います。私はギターを弾いて歌うことと、お祭りに参加することが大好きです。地元の御輿はもちろん、三社祭や明治神宮の御輿にも参加しています。これぞストレス解消です。

あと少し話をしたいことがあります。私がこうやって皆さんの前で話すことができるようになるまでには、医療関係や福祉関係の方々に大変お世話になりました。心から感謝しています。また、ずっと私を支えてくれた家族にも「ありがとう」と言いたいと思います。

最後に、私にはいつも頭の中に思っていることがあります。それは「ゆっくりでもいいから、前に進む！」という言葉です。

本日はご静聴、ありがとうございました。（会場、拍手）

母親として、「ハイリハ東京」代表として

小澤京子（以下、京子）　今日はありがとうございました。母として、また高次脳機能障害者の若者の会「ハイリハ東京」の代表として、少しお話をさせていただきます。

家族としては突然の事故で、それも重体だと医師に告げられた時、目の前が真っ白という状態でした。三週間あまりの意識不明の状態から目が覚めた時、ほっとしたのもつかの間で、希予志は親の顔もわからない、話すことも、食べることも、歩くこともできない……、この先いったいどうしたらよいかまったく見当がつかない状態でした。

入院中は毎日、家族の誰かが病院に通い、好きな音楽を聴かせたり、友だちをたくさん連れて行ったりと、なるべく刺激を与えるように心がけていました。

失語症については、当時発声ができなかったので、自分の意図を言葉で表現することができませんでした。そしてまた表現された言葉を理解することもできない状態でした。

発声ができるようになってからは、物の名前が即座に出ないことと、違う単語を言ってしまうことがありました。例えば「りんご」を見て「ボールペン」と言ってしまうなど、正しい言葉が出ませんでした。こうした状態でしたので、コミュニケーションについては、入院中は私が「散歩に行く？」「ジュースを飲む？」と尋ね、希予志が頷くという形でした。

印象に残ったリハビリ

京子　入院中に印象に残ったことがいくつかあります。

ＳＴ（言語聴覚士）の先生はとてもやさしい方でした。入院中は、当時一六歳の息子にゆっくりと時間をかけて絵を見せて物の名前を聞いてみたり、本人ができないことでプレッシャーを感じないように心がけてくださいました。

私が良かったなと感じたことは、希予志がどのようなリハビリをしているのか、親に様子を見せてくれたことです。診療やリハビリの様子がわかることで親は不安が軽減します。それと同時に、希予志の障害の重いところも見えて、あらためて事の重大さがわかり、今後のことを考えたという経験もありました。

入院中から通院の時も含めて、ＳＴのリハビリ記録をＳＴの先生に言われてノートに取り続けたことも深く印象に残っています。

ＯＴ（作業療法）のリハビリでは、高齢の方と千代紙貼りや手芸などの訓練をしていたのですが、それらはだんだん息子のやる気を失せさせてしまう教材でした。そこでＯＴの先生は息子が大好きなギターを取り入れ、指を動かす訓練をして、リハビリを楽しいものにしてくださいました。

そしてもう一つ大きかったのは、「高校に戻る」ということでした。高校に戻ることを家族はあきらめていたのですが、ソーシャルワーカーの先生が、できることなら高校に戻って授業を受けるという目標の方向に進んでみたら、という提案をしてくださったのです。それによって家族で考えた結果、定時制高校を選ぶことができました。

定時制高校に編入するのは容易ではありませんでしたが、話し合いを何回かして入学を許可してもらいました。

高次脳機能障害をもった思春期の子どもが一人で外に出ると、さまざまな問題を起こしてきます。わが家も例外ではなく、二度目の交通事故、急性アルコール中毒、自殺未遂、また財布は何回も落としましたが、問題が起こるたびに解決していかないとダメだということがわかってきました。

日常生活がある程度普通にできる高次脳機能障害者は、周りの人には障害が気づかれないことが多くあります。「物忘れ」はただの「不注意」だと取られますし、「道に迷う」のは「方向音痴」と思われます。「ほかの人の話についていけない」「違う話をいきなり言う」といったことについては、「変わり者」と思われてしまいます。

そのことがわかっている家族でも、次第に希予志の話を聞かなくなってしまったりします。ということは、ほかの人はなおさらで、息子のことを「面倒な人」と思うかもしれません。

一人で行動することが当たり前の年齢ですが、危険と隣り合わせです。注意力・判断力が落ちているからです。だからといって外に出さないとか、必ず介護をつけるというのは不可能です。親に内緒ごとの多い年齢だということも理解してやらなければならないし、将来は一人になることも考えなければいけないし、世間は良い人ばかりではないということも知ってもらいたいし、場の空気

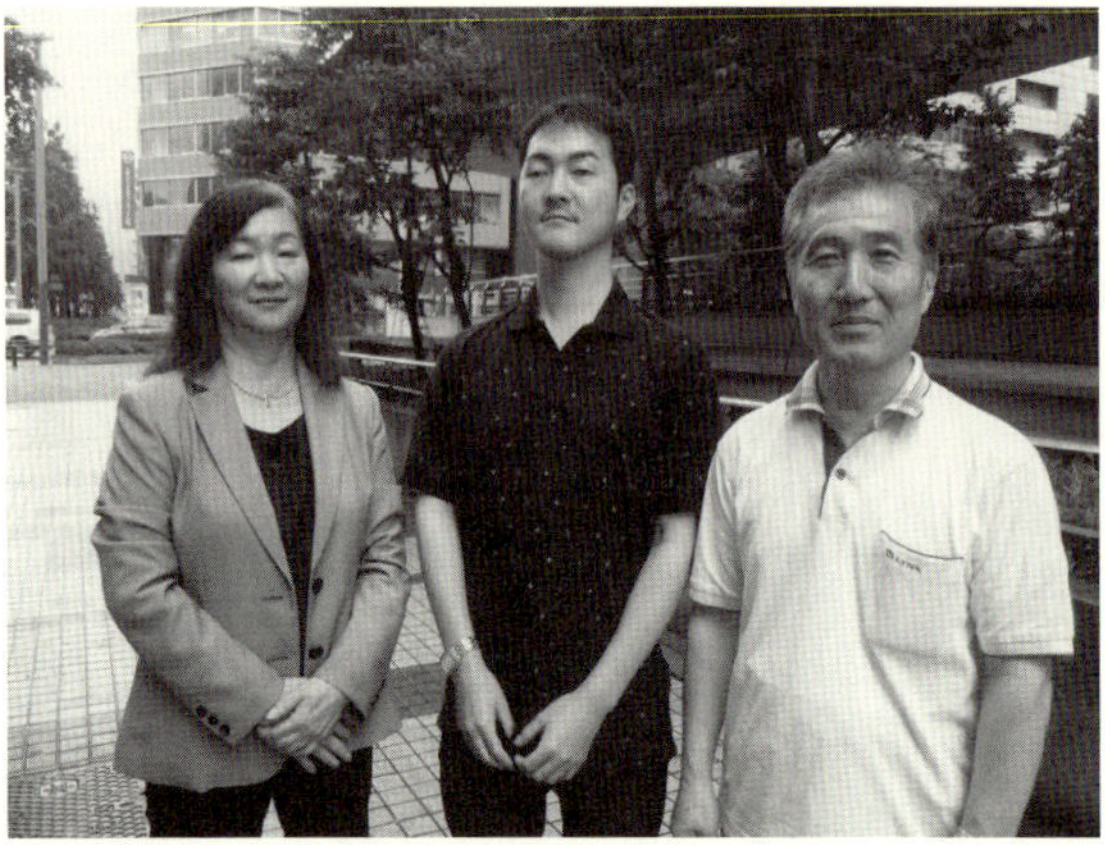

小澤希予志さん（中央）、京子さん（左）、
鈴木勉さん（言語聴覚士・右）

を読めるぐらいにはなってほしい……。だから危険と隣り合わせでも一人行動も必要かなと考えていた時期に、「ハイリハ東京」と出会いました。

「ハイリハ東京」の始まり

京子　入院が終了して通院生活が始まり、週一回の通院も一か月に一回となってきた頃、このままだんだんと病院から離れて自宅だけで過ごすことに不安を感じました。そんな時、入院していた東京都リハビリテーション病院のＳＴの先生から、若い高次脳機能障害者の集まりがあると連絡をいただきました。

二〇〇〇年のことですから、いまから一一年前の話になります。その当時、都立墨東病院でＳＴをなさっていた鈴木勉先生とお仲間の若いスタッフで、若い高次脳機能障害者の集まりを企画されていました。そして当事者と家族、総勢一二家族集まったのがいまの「ハイリハ東京」の始まりです。最初に誘われた時には、「それはいったい何だろう？」という感じでした。ただ、退院してリハビリの回数も減って不安になっていた時期でしたから、「とにかく参加してみよう」と思いました。集まりは、同じような経験をした家族が悩みを話し、共感して、ほっとした気持ちになり、そんなところから始まったと記憶しております。

「ハイリハ東京」の活動と息子の変化

京子　「ハイリハ東京」の活動は、二か月に一回の定例会をしています。定例会の参加者は、当事者、家族、スタッフの先生、学生ボランティアの方たちです。鈴木先生と西脇恵子先生（第四章担当）、ST養成校の学生ボランティアの方には本当に感謝しております。

定例会では当事者の近況報告、情報交換などを取り入れた懇談会、高次脳機能障害の勉強会、就労関係の説明、レクリエーションとして調理会や日帰り旅行などをしています。男女の割合は、八〇％が男性で、原因は九〇％が事故です。事故と申しましても、交通事故、転落事故、スポーツ事故などさまざまです。あと残りは、脳血管障害の病気の方がいらっしゃいます。

希予志の場合ですが、最初は、親が行くから連れて行かれるという感じで、会場に入っても隅のほうで膝を抱えて座っていたのを覚えています。息子にとってはただの外出であり、行けばおいしいランチが食べられるし、車で行くことが多かったので、行き帰りのドライブで外の風景を見るのが楽しかっただけ、というものだったと思います。

それでも次第に当事者の会員同士で雑談をするようになって、少しずつ顔も覚えて楽しくなってきたようでした。「ハイリハ東京」に通うようになって、希予志は自分の障害に対して自覚が出てきました。それも良かったことの一つです。それまでは身体の障害にばかり目が向いて、右手がどうだとか、手足の動きのことばかり言っていました。根本的な部分で、物を忘れるとか、知らないところに一人で行くと道に迷うとか、そういうことが障害のせいだということがわからなかったのが、周りにも脳損傷の方がいますから、その方たちの障害を見ることによって、自分の障害に対する自覚も出てきて、理解できるようになってきました。

私は最初の頃は自分の子どものためと思って参加していて、情報を吸収して進路を探っていました。しかしそのうちに、何か私もお手伝いできるかなと思い、積極的に関わるようになりました。いまでは私のライフワークになってきたと思います。

希予志のいまについては、就職した会社でできる限り長く働いてほしいと願っています。それと、趣味を大事にして楽しく過ごしてほしいです。

そしてこれから先は……、「自立」のひと言です。一人暮らしに向けて、本気で考えなければならないと思うこの頃です。

これからも同じような経験をして悩んでいる方に少しでも力になれるように、家族として「ハイリハ東京」の活動を続けていきたいと思います。どうぞ皆さま、これからもご協力のほど、よろしくお願いいいたします。本日はありがとうございました。

講演を終えて

司会（東川） 小澤さんは高校一年生、一六歳の時に事故にあわれて、そして一四年経つのですね。本当にこの一四年、長いような短いような大変な月日が流れたのだと思います。

お母様のお話にあった「ハイリハ東京」のことが、ホームページにもあると思いますのでぜひ見ていただきたいと思います（＊1）。

小澤希予志さん、少しうかがってもよろしいですか？　大変感動しました。素敵なお話をありがとうございました。社会に出るまでに、高校の時のクラスメートのお友だちよりはだいぶ時間がかかったのだと思います。その間、気落ちしたり、投げやりになったことはなかったでしょうか？　もしあったとすれば、どのようにしてそれを乗り越えたのか教えていただけますか？

小澤 気落ちしたことはありました。その時は落ち着くまで自分の好きなギターを弾いたり、あと、犬が大好きで家で三匹飼っているので、犬の散歩に行き、気分を晴らしていたように思います。

司会 そのようなお姿をご覧になって、お母様はいかがでしたか？

京子 そうですね。何か少し落ち着いていない、精神的に不安定だなと思う時には、余計なことを言うと、火に油をさすようなことになりますので、あまり口を出さないで、黙っていました。

司会　希予志さん、就職して一つ大きな目標を達成したと思いますが、これから目指す目標があれば教えていただけますか？

小澤　いずれは自立して、一人暮らしができるように毎日学んでいきたいです。たくさんの人に支えられてきたので、恩返しがしたいです。具体的に何ができるかはわからないですが、こうして皆さんの前で話すのも一つだと思います。

司会　こんなに大勢の皆さんの前でどうですか？　今日はうまくお話ができましたか？

小澤　できました。

司会　お母様、いかがでしたか？　希予志さんにとって、あるいはお母様にとって今後の目標が何かありましたら……。

京子　そうですね。いまの世の中、誰が最初に亡くなってしまうのかわからないのですが、順番的に言うと親からですね。その時に一緒に生活をする人がいればいいのですが、一人ですと、それなりに自分のことは自分でやっていかなければいけないという時期がくると思うんです。ですからやはり最終的には「自立」ということですね、すべての面に関して……。

　自立に関しては、親がいなくなった時のことですが、最近グループホームのことも考えています。どちらにしても親がいなくなってから行動しても遅いと思うようになりました。できることなら親が元気なうちに一人暮らしをさせたり、グループホームに入所させたほうが、失敗したら改善方法もわかるし、何より安心して先にいけるかもしれません。

司会　ありがとうございました。希予志さんが大学の時に、駅の改札がわからなくなって歩いて帰ったりとか、いまは笑い話ですが、越後湯沢から新幹線に乗る時に失敗してしまったり……。どうですか？　いまだったらもうその失敗はないですか？

小澤　いまだったらたぶん大丈夫だと思います。

司会　いまだったらきっと新幹線が来てから、七号車のAの七番とか、そういう座席をとりあえず新幹線に乗ってから探すのでしょうけれど、その時は七号車を外から見つけてからじゃないと乗れなかったんですね。

小澤　そうです。

司会　そのように私たちは社会でいろいろな融通を効かせて生活をしているのですが、そういったことがどうにもうまくいかない方がいらっしゃいます。そうした状況にあっても小澤さんのように輝くような日々の進歩を楽しまれながら生きている方もいらっしゃるということで、今日は多くのことを教えていただいたと思います。本当にありがとうございました。

＊1　「ハイリハ東京」のホームページ　http://www.hirehatokyo.com

〈インタビュー〉
「ハイリハ東京」の設立について

語り手　鈴木　勉（言語聴覚士）／聞き手　編集部

――「ハイリハ東京」の立ち上げに関わった経緯が書かれた鈴木さんの論文（＊2）から、一部抜粋させていただきます。

「一九九六年に救急患者の多い職場に異動になり、交通事故などによる若い高次脳機能障害の患者さんの依頼が頻繁に出るようになると、真剣にこの障害に立ち向かわざるを得なくなった。その中で考えついたのが当事者・家族会の立ち上げであった。当事者と家族が、先のみえない厳しい状況に立ち向かい、それを乗り越えるには、同じ障害を持つ仲間同士の支え合いが必要だと思った。その頃東京では、高次脳機能障害のリハビリを行なう医療機関がわずかながら出てきていたが、当事者や家族同士が出会う場はほとんどなかった。

退院後当事者は行き場所がなく、家の中でテレビを見たりして時間をつぶすことが多かった。健康であれば学校で勉強したり、友だちと青春を楽しんだり、あるいは職場で働いたりしているはずの若者が、家で無為に過ごすのは、当事者にとって心身ともに不健康な状態であることは言うまでもないが、それをただ見守る以外にない家族にとってもつらいことであった。この後述べる「ハイリハ東京」の最初に集まりにおいては、参加した一〇数家族の当事者・家族の多くが、堰を切ったように胸の中の思いを涙ながらに語ったのである。

リハビリの専門職に呼びかけて、高次脳機能障害若者の会「ハイリハ東京」を立ち上げたのは、二〇〇〇年一月である。その後二〇〇三年に同じく若者の会「ハイリハちば」を、二〇〇七年に小児の高次脳機能障害の会「ハイリハキッズ」を立ち上げた」

＊2　鈴木　勉「高次脳機能障害児者の当事者・家族会活動への支援」『コミュニケーション障害学』二七巻一号、二〇一〇年

――小澤さん親子との出会いは、この「ハイリハ東京」の活動を通じてですね。

鈴木　そうです。最初の時に小澤君がどうだったか、実はよく覚えていないのですが、お母さんの京子さんははっきり記憶に残っています。第一回目の集まりで、その日は午前中で終わりにするつもりだったのですが、集まった皆さんが本当にたくさん話されたので、時間が長引いて午後一時近くなってようやく終わりました。散会する時に、小澤君のお母さんが「私に何かできることがあったらやりますよ」と言ってくださったのです。

例会はSTなどの専門職が中心になっていたのですが、立ち上げから数年後、京子さんが「ハイ

リハ東京」の代表になり、家族中心の運営に切り替わりました。

――当事者や家族の会への関わりはこれが初めてですか？

鈴木　いいえ、それ以前は長く「失語症友の会」に関わってきました。「失語症友の会」は中高年の会員が多かったのですが、高次脳機能障害の若者にたくさん出会うようになって、中高年の人が抱えている問題と、若い人のそれとはずいぶん違うことに気づきました。それで若い高次脳機能障害者を対象とした会が必要だと考えたのです。

――「ハイリハ東京」を立ち上げた手応えについて教えてください。

鈴木　私たちが会を始めた時、まだ厚生労働省の高次脳機能障害支援モデル事業は始まっていませんでした。世の中でも、また医師の間ですら、高次脳機能障害に対する認識は薄く、高次脳機能障害のリハビリを行っている施設はごく限られていました。入院しても、あるいは外来を受診しても、適切な対応をしてもらえなかった人がたくさんいました。「誰も理解してくれない、相談する場所もない」という八方塞がりの不安の中で、「ハイリハ東京」で同じ障害を持ち、互いにわかり合える仲間に出会えたのです。その日は家族同士いくら話しても話し足りない様子でした。

その後、「ハイリハ東京」の会員の家族の中で、自分の地域で高次脳機能障害の家族会の代表となって活躍している方が何人もいます。また二〇〇三年に結成された、東京の家族会の連合体、特定非営利活動法人「東京高次脳機能障害協議会」（ＴＫＫ・細見みゑ理事長）の立ち上げにも、「ハイリハ東京」の会員が関わっています。

――「ハイリハ東京」の現在の課題は何ですか？

鈴木　「ハイリハ東京」を立ち上げた時には、会員の年齢は一〇代から二〇代でしたが、現在では年齢が上がってきました。そうなると一〇代の若者が入会しようとしても、年齢の差を感じてしまうようです。

二〇〇七年には、小児の高次脳機能障害のリハビリをしている人たちと共に、高次脳機能障害児の会「ハイリハキッズ」を立ち上げました。当初は小学生が多かったのですが、会が六年目に入るいまでは、その子どもたちが中学生から高校生になっています。この年齢になると、思春期の問題が出てきますが、いまその年代の子どもたちを受け止める場がありません。今後「ハイリハキッズ」と「ハイリハ東京」の間の年齢層の子どもたちのための場（＊3）が必要かもしれないと考えています。

＊3　二〇一三年二月に、中学生・高校生・大学生の高次脳機能障害当事者とその家族を対象とする「ハイリハジュニア」（穴澤芳子代表）が活動を始めた。

第三章　構音障害

構音障害について……………………相馬有里（言語聴覚士）
私のライフプランの希望をつないでくれた言語聴覚士
……………………浦辺敏子／小川真弘（言語聴覚士）
〈インタビュー〉……………………浦辺敏子／聞き手　編集部

構音障害について

相馬有里（帝京平成大学・言語聴覚士）

1　構音障害とは

構音《こうおん》障害の構音とは、「音を構える」つまり、「音を組み立てて作る」という意味です。したがって、構音障害とは、「音を組み立てて作ることに障害がある」ということになります。

簡単に言うと「言葉の発音に障害がある状態」です。その結果、発話が不明瞭になり、聞き取りにくくなった状態です。しかし、実際には、発音だけでなく、呼吸、発声、構音、共鳴、プロソディー（本書一五四頁参照）などを含めた発話「Speech」の障害です。

発話には、肺や気管などの呼吸器官、声帯を含む喉頭の発声器官、咽頭《いんとう》、口腔《こうくう》、鼻咽腔《びいんくう》、軟口蓋《なんこうがい》、舌、歯、口唇《こうしん》などの構音器官が関わっています（**図3-1**）。

これらを「発声発語器官」と呼びます。肺から出た呼気が声帯を振動させ、声のもととなる音源を作ります。そして、その音源が咽頭や口腔、鼻腔で共鳴し、舌、歯、口唇などによる狭めや閉鎖によってさまざまな音を作り出しています。

発話の障害の中でも構音障害と呼ばれているものには、機能性構音障害、器質性構音障害、運動障害性構音障害があります。

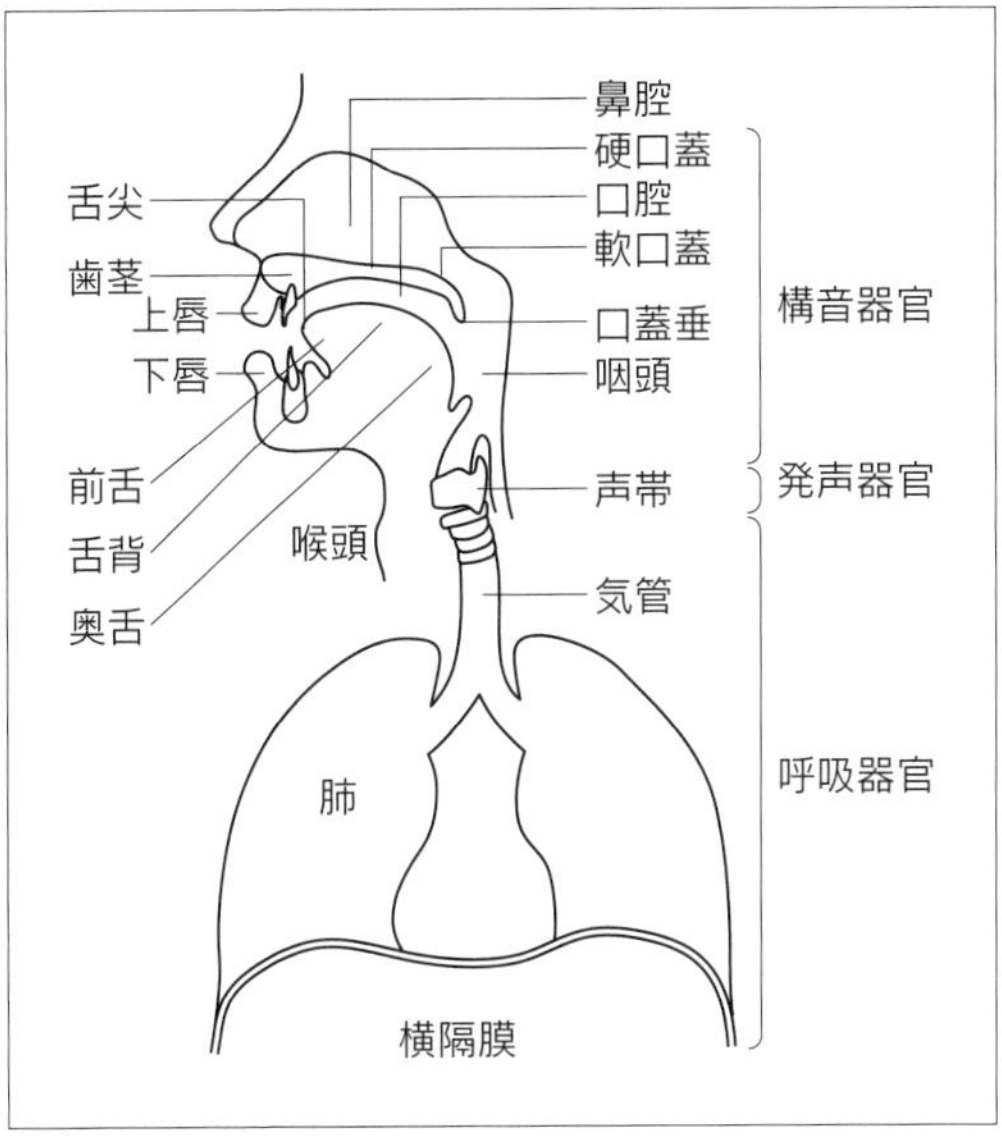

図 3-1　発声発語器官

①機能性構音障害

発声発語器官の形態や構造といった器質的な問題がなく、また神経・筋の病変がないにもかかわらず、一貫して、音が置換したり、省略されたり、歪んだりするものです。例えば「サカナ」が「タカナ」のように「サ」が「タ」に置換したり、「みかん」が「みあん」と「か」/ka/の/k/が省略されたりします。子どもの発達の途中でよくみられるものです。

②器質性構音障害

発声発語器官の形態や構造に問題があるために構音の誤りがみられるものです。口《こう》唇口蓋裂《しんこうがいれつ》や舌がんによる舌切除後の構音障害がこれにあたります。

③運動障害性構音障害

神経や筋の病気によって発声発語器官の運動機能が低下して起きる発話の障害です。「ディサースリア（dysarthria）」とも言います。

ここでは、構音障害の中でも運動障害性構音障害についてお話します。

2　運動障害性構音障害（ディサースリア）

①原因となる疾患

原因となる疾患としては、脳血管障害、パーキンソン病、脊髄小脳変性症、頭部外傷、筋ジストロフィーなどがあります。その中でも最も多いのは脳梗塞や脳出血などの脳血管障害です。脳血管障害では、舌や口唇などの発声発語器官の運動麻痺や筋力低下などが出現します。そのため、運動機能が障害され、構音障害を生じます。

②運動障害性構音障害の症状

こうした運動機能の障害により、さまざまな発話の障害がみられます。大きく分けて、発声の障害、構音の障害、共鳴の異常、プロソディーの異常です。

(1) 発声の障害

声量の低下、発声持続の低下、声質の変化、声の高さや強さの異常や変動などです。声質の変化は「嗄声《させい》」と呼ばれ、気息《きそく》性、粗糙《そぞう》性、努力性、無力性の四つがあります。

(2) 構音の障害

音の省略、歪み、置換、付加などの誤りがあります。

音の省略…目的の音が発音できず音が省略して聞こえる状態です(例・「おかあさん」が「おあーさん」と/k/の音が省略して聞こえる)。

歪み…はっきり他の音に変わってはいないけれども正確な音とは聞き取れない状態です(例・「ベンチ」の「べ」が「め」と「べ」の中間の音に聞こえる)。運動障害性構音障害ではこの誤りがよく認められます。

置換…目的の音が日本語にある別の音に聞き取られる状態です(例・「らくだ」が「だくだ」と「ら」が「だ」に聞こえる)。

付加…もともとない音が加わって聞こえる状態です。

（3）共鳴の異常

軟口蓋がうまく動かなくなることにより、鼻咽腔に息がもれて鼻にかかったような発話（開鼻声《かいびせい》）になることがあります。

（4）プロソディーの異常

プロソディーとは、リズム、アクセント、イントネーションなどのことを言います。運動障害性構音障害では、リズムやアクセント、イントネーションの変化のほか、発話速度低下や変動、音の繰り返しなどのプロソディーの異常がみられます。

（5）その他の症状

発声発語器官は、発声や構音だけでなく、食べたり、飲んだりといった機能も担っているため、ディサースリアでは食べたり、飲んだりする障害もあわせもつことがあります。食べ物を咀嚼して、飲み込むことを「摂食・嚥下《えんげ》」と言い、この機能が障害された場合、「摂食・嚥下障害」と呼びます。

③リハビリテーション（評価・訓練・指導）

運動障害性構音障害の主な評価は、発声発語器官検査、声の検査、構音検査、プロソディーの検査です。まず、発声発語器官検査では、肺から口唇にいたる発声発語器官のどの器官の運動（範囲・筋力・速度）や感覚が障害されているかを評価します。次に声の検査では、声の大きさ・高さ、声の質、最長発声持続時間などを評価します。

構音検査では、「ぱ」/pa/、「た」/ta/、「か」/ka/、「ら」/ra/といった単音から、「りんご」といった単語、短文、長文、会話で評価します。構音検査では、音の省略、歪み、置換、付加などの音の誤りがどのような条件（語頭、語中、語尾）で起きるのかをみます。共鳴は、鼻音である、ま行、な行、「ん」以外の音で鼻にかかっていると聴覚的に判断できると開鼻声と判断します。

プロソディーの検査は、会話や音読・復唱などで、リズム、アクセント、イントネーションを評価します。そして最後に全体として、会話がどの程度明瞭かを聴覚的に評価し、会話明瞭度で記載します。会話明瞭度については**表3-1**のとおりです。

表3-1　会話明瞭度

1	よくわかる
2	時々わからない言葉がある
3	内容を知っていればわかる
4	時々わかる言葉がある
5	まったくわからない

評価に基づき、発声発語器官の運動を改善する機能訓練、声の大きさ（声量）や発声の持続を改善する発声訓練、構音の誤りを改善する構音訓練、リズムやアクセント、イントネーションを改善するプロソディーの訓練、そしてそれが日常会話でも使用できるように会話の訓練などが行われます。

運動障害性構音障害の機能訓練では、訓練の効果は、原則として訓練量に比例すると言われています。しかし、言語聴覚士が一対一で行える訓練量には限りがあるため、言語聴覚士と一緒に訓練で行ったことを訓練時間以外にも自主的に行っていただく自主トレーニングが非常に重要となります。

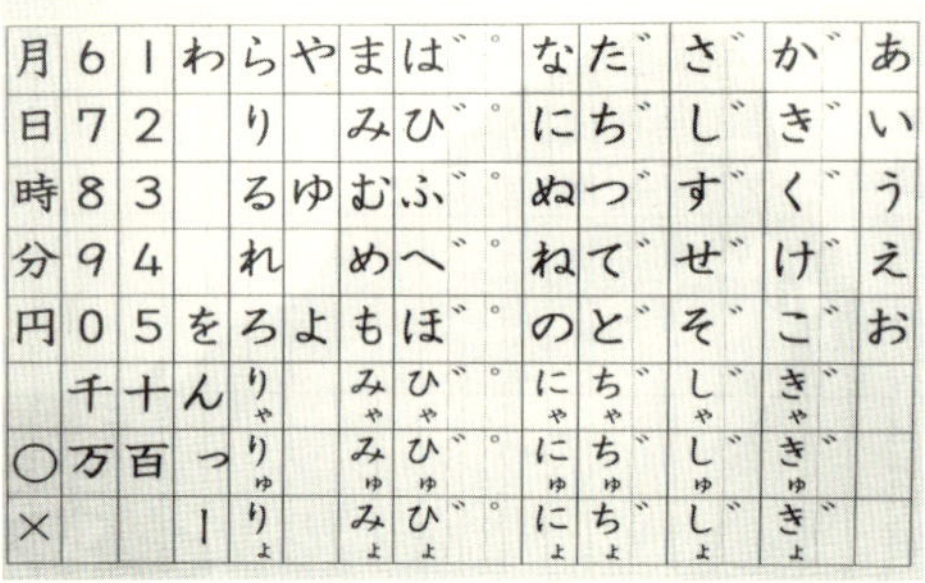

写真 3-1　50 音表の文字盤

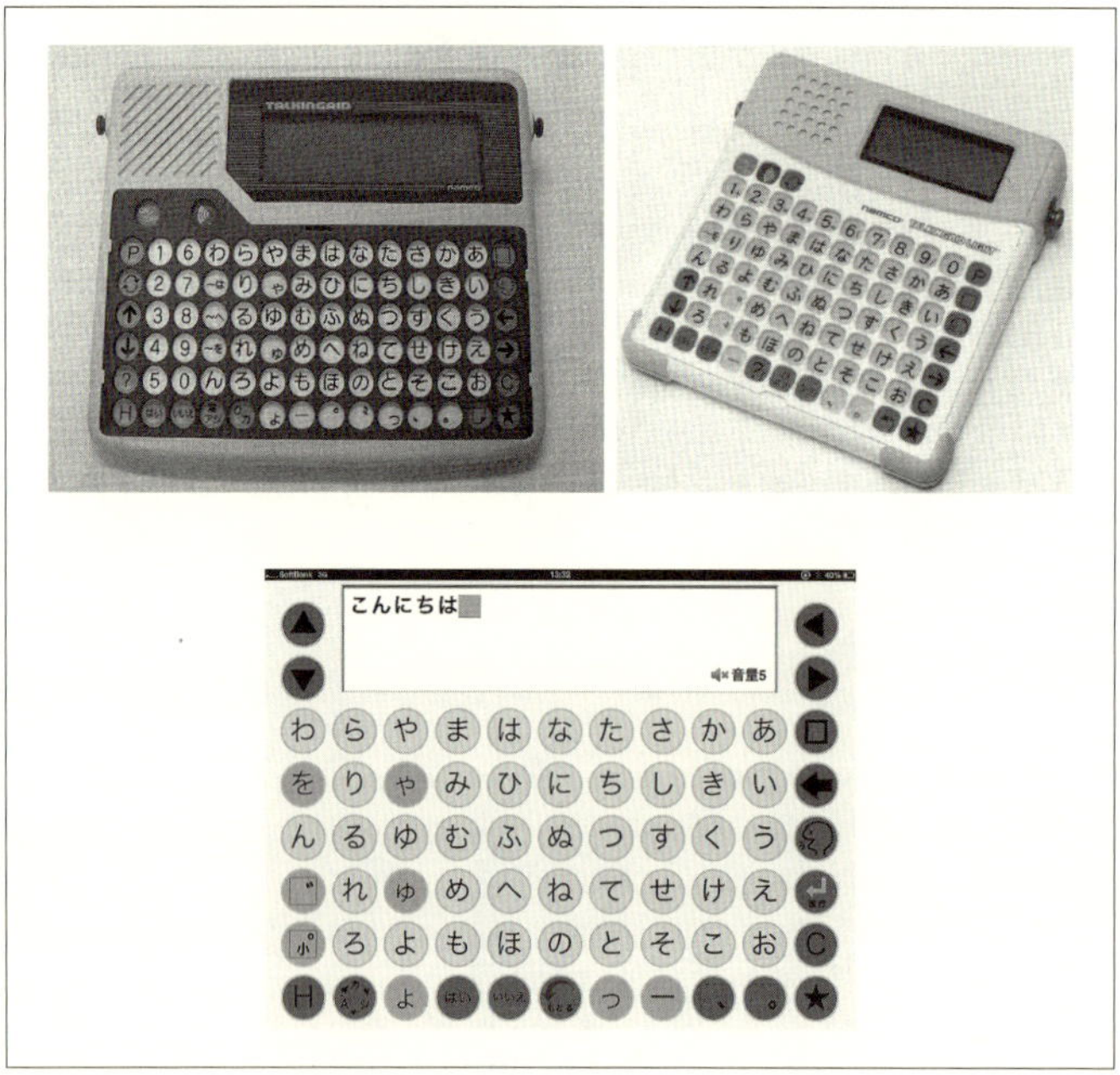

写真 3-2　トーキングエイド

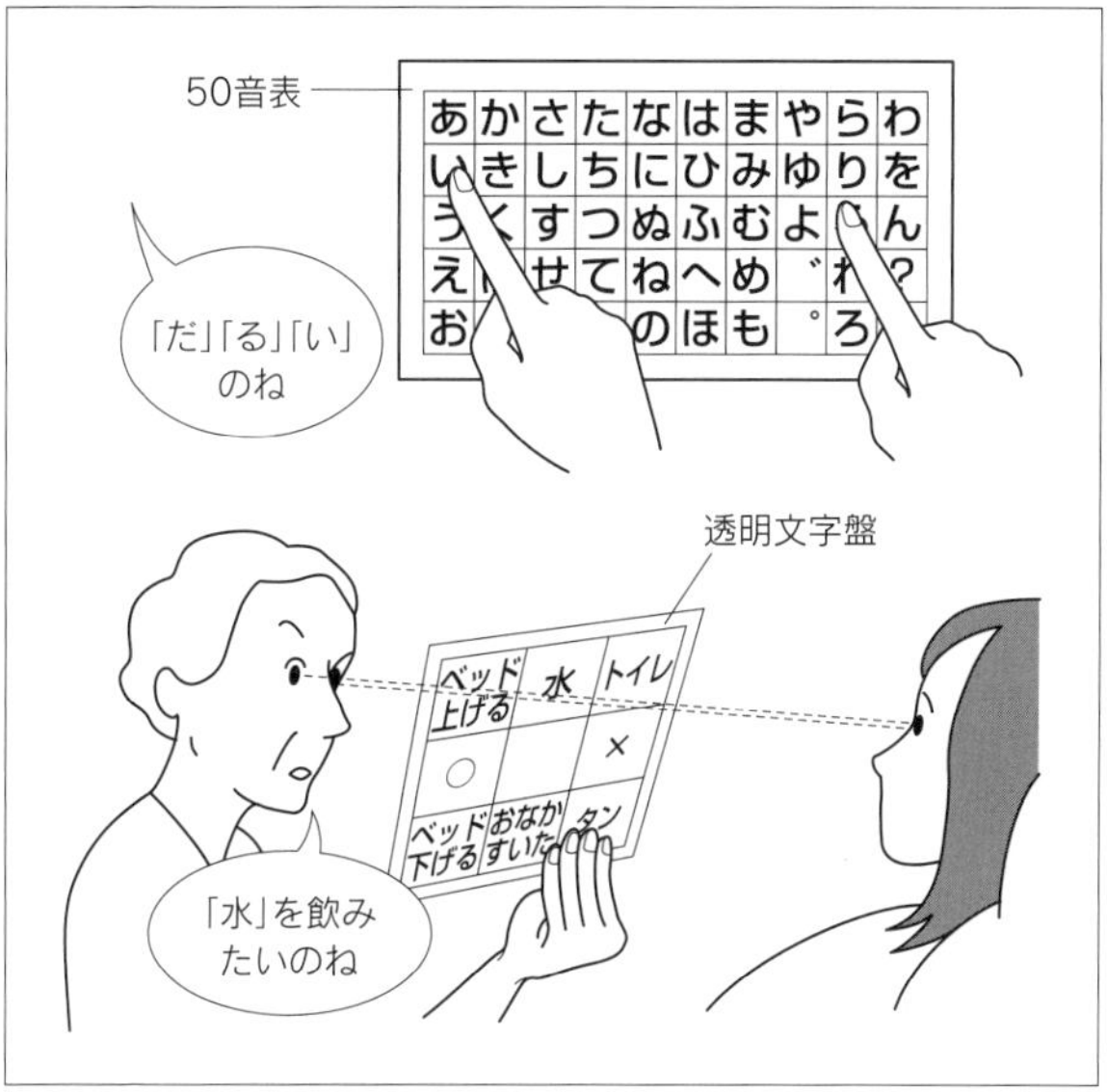

図 3-2　文字盤・透明文字盤
（毛束、2002 より引用）

訓練によって多くの方は改善しますが、重症な方や進行性の場合、どうしても発話だけではコミュニケーションが困難な場合があります。このような場合、代償的な方法を用います。

最も簡単なのは、字を書く動作が可能であれば、筆談やジェスチャーなどを使用してコミュニケーションを図る方法です。麻痺などの運動障害によって書字が難しい場合は、五〇音表の文字盤（**写真3-1**）や音声出力機能を備えたトーキングエイド（**写真3-2**）を用いてコミュニケーションを行うように指導します。指さしなども難しい方の場合には、透明文字盤（**図3-2**）を使用して、視線で文字を同定し、コミュニケーションを図る方法や、特殊なスイッチを用いる意思伝達装置を使用する方法もあります。

ディサースリアは、話すこと、構音に問題はありますが、失語症と違って、言葉を思い出すことに問題はありません。もちろん聞く、読む、書くといった言語機能も保たれています。したがって、このような書字や文字盤の使用が可能です。

④社会復帰に向けて

運動障害性構音障害では、発話以外の言語機能は保たれているため、失語症に比べると復職しやすいものの、心理的な問題を克服し、障害を受容し、社会に復帰するのは簡単なことではありません。リハビリテーションで機能回復訓練やコミュニケーション手段の確立を図るだけでなく、心理的問題の援助や家庭や社会でのコミュニケーション機会の確保、障害に対する周囲の理解など、環境の調整も非常に重要となります。

引用・参考文献

柴本　勇「運動障害性構音障害」『標準言語聴覚障害学　言語聴覚障害学概論』医学書院、七二―七八頁、二〇一〇年
白坂康俊「障害受容・家族指導・地域リハビリテーション」『言語聴覚士のための運動障害性構音障害』第一一版、医歯薬出版、二〇一〇年

毛束真知子『絵でわかる言語障害―言葉のメカニズムから対応まで』学研、二〇〇二年

私のライフプランの希望をつないでくれた言語聴覚士

浦辺敏子（脳梗塞後構音障害）
小川真弘（成城リハビリテーションクリニック・言語聴覚士）

発症前のこと

小川　成城リハビリテーションクリニック（以下、成城リハビリ）で言語聴覚療法（ＳＴ）をしている小川真弘です。よろしくお願いします。隣においでの浦辺敏子さんは、現在、成城リハビリで理学療法、作業療法を含む外来リハビリを受けられ、ＳＴのもとには月二回の頻度で通われています。

後でも説明させていただきますが、浦辺さんは脳梗塞の後、声がかすれて出にくい、あるいは音がうまく出しにくい「構音障害」と言われる障害があり、いま現在もそのリハビリを行っています。今日は約三年半にわたり成城リハビリで外来リハビリを行っている浦辺さんの、発症から現在に至る身体的そして心理的な変化、リハビリの経過を今後の目標を含めてご紹介させていただきます。まずは浦辺さんがどんな方なのか、何をされてきた方なのかを皆さまに知っていただくために、経

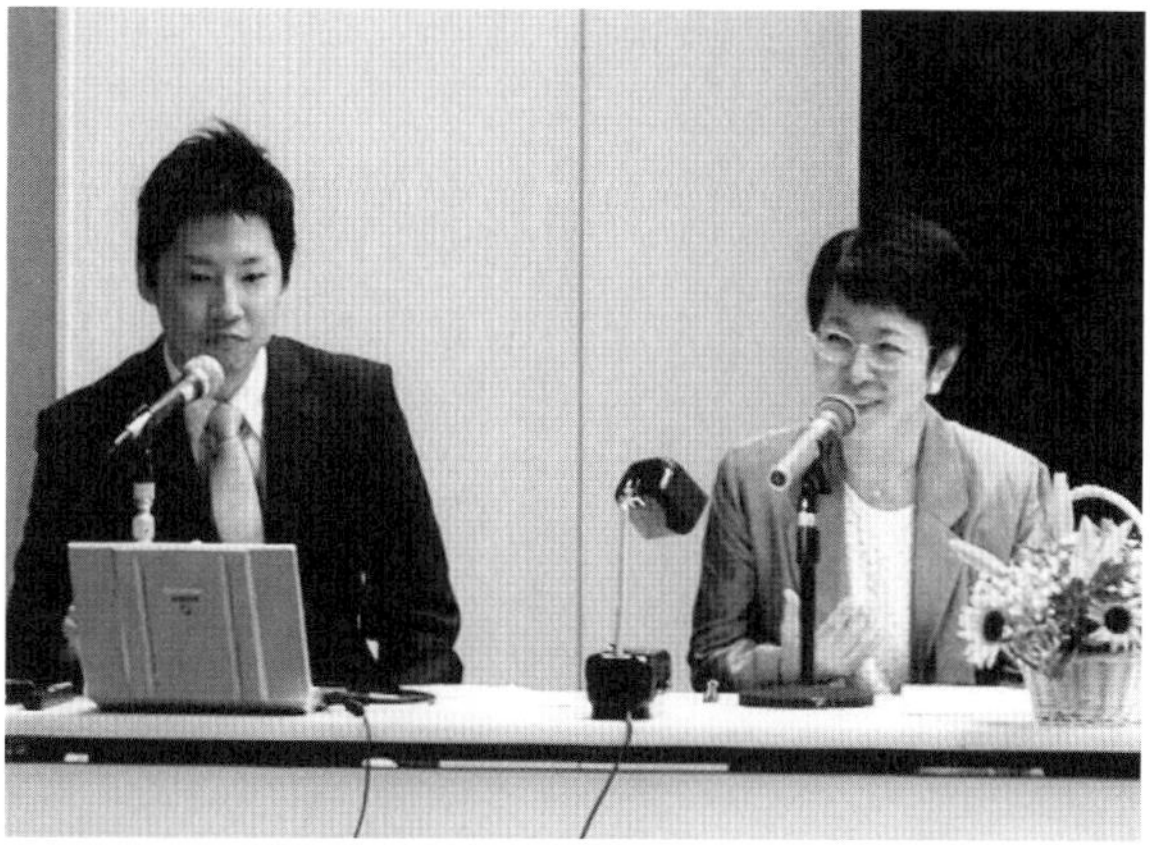

講演中の浦辺敏子さん（右）と
小川真弘さん（言語聴覚士・左）

歴から説明していただけますか？

浦辺　浦辺敏子です。よろしくお願いいたします。

私は昭和五〇年に大手百貨店に入社しました。本社人事部に配属されたのですが、その頃はまだ男女雇用機会均等法もなかったので、女性である私は自分から仕事の改善提案や企画提案をしていかないと重要な仕事は回ってこない、そういう時代でした。ですから私の場合、自分から企画をあげて仕事にしていくことが多かったですね。

管理職に昇格した時に、子会社の経営を管理統括する関連事業部というセクションに異動したのですが、その時の仕事の必要上から、「中小企業診断士」という資格を取りました。

小川　なかなか馴染みのない資格だと思うのですが、中小企業診断士とは、浦辺さん、どんな資格なのですか？

浦辺　中小企業診断士というのは、中小企業の経営者からの相談を受けて、経営の診断をしたり、経営についての専門的なアドバイスを行ういわゆる経営コンサルタントです。そのほか、研修や講演なども行います。経営コンサルタントの資格としては、経済産業大臣が認定する唯一の国家資格です。

その時の勉強が面白かったので、この方面で仕事をしていきたいと思うようになりました。将来、中小企業診断士として独立することも考えていましたので、子会社の経営についても経験したいと思い、自己申告などでアピールして、その仕事につくようにしてきました。

小川 いろいろなところでの講演の機会も増えていったとうかがっています。

浦辺 はい。変わったところでは、警察から講演を頼まれたこともありました。警察で話をするなんて、まず普通はないですよね。

小川 そうですね。どういった内容のお話をされたのですか?

浦辺 サービスについての内容です。皆さん、熱心に聞いてくださって、警察職員の情操教育に貢献したということで感謝状をいただきました。

小川 そういうことを経験しながら、将来、中小企業診断士として独立することを考えていたのですね?

浦辺 そうです。でも会社での仕事もやりがいがありましたので、その頃になると六〇歳の定年を機会に中小企業診断士として独立して仕事をしていこうと思うようになっていました。

表 3-2　発症からの経緯

平成 17 年 9 月	脳梗塞発症　A 病院入院
	発声・構音障害・左片麻痺
10 月	B 医療センター入院 リハビリ開始
12 月	脳梗塞再発
	右片麻痺　→　両片麻痺
平成 18 年 3 月	B 医療センター退院
4 月	C リハビリテーションセンター 外来リハビリ開始
8 月	会社を退職
平成 19 年 2 月	嚥下障害に気づく ST リハビリ開始
4 月	C センターのリハビリ終了
5 月	成城リハビリテーションクリニック 外来リハビリ開始（PT．OT．ST） （発症から 1 年 7 か月経過）

脳梗塞を発症、再発
この先、どうなるんだろう……

小川　そうした中で、平成一七年の九月に脳梗塞を発症されました（**表3-2**）。

浦辺　はい、五三歳でした。その時私は新しい会社をつくるプロジェクトに参加する予定で、その辞令が出る前日のことでした。

小川　発症当時のことを振り返っていただけますか？　どんな状態だったのでしょう？

浦辺　外出先でちょっと呂律《ろれつ》が回らない感じがして調子が悪くなったので家に帰り、近所のクリニックに行きました。まっすぐ歩けない感じもするとお伝えしたのですが、そのお医者さんが経営している検診センターで「明日検査をしましょう」と言われ、薬が処方されました。私は、薬も処方されたし、「明日検査する」ということだったので家に帰り、その日は早めに寝てしまいました。ところが翌朝になるともっと具合が悪くなりました。それで救急車で運ばれ、A病院に入院しました。診断結果は脳梗塞でした。

小川　この時、発声・構音障害、左の片麻痺という症状が出ましたね。どのように受け止められたのか、覚えていらっしゃいますか？

浦辺　そうですね。あの頃は病気に対する知識もあまりなくて、治療してリハビリをすれば治るものだと思っていました。ですから早く仕事に復帰したかったですね。

小川　翌月の一〇月には、リハビリのためにB医療センターに転院されました。そして二か月目、リハビリの最中に脳梗塞が再発し、その時に右も左も動かしにくいという両片麻痺状態になったのですね。再発はどんな状況だったんでしょうか？

浦辺　B医療センターでリハビリをしていただいたことで、全然動かなかった左手が少し動くようになって、歩くのも杖をついてなんとか歩けるようになってきていました。一二月に入ったので、年賀状を書きたいと思って用意したり、中小企業診断士の研修会があるので、それを受講に行きたいと思い、いろいろと準備していました。

ところがある日、ちょうど母が見舞いに来てくれるというので、持ってきてもらいたいものをメモに書いて伝えようと思ったら、字がうまく書けなかったのです。右手は大丈夫だったはずなのに、字がきちんと書けない……。入院中でしたからそのことを先生に言ったら、「すぐにMRI検査を」

ということで、検査を受けました。すると今度は右片麻痺も出ていたのです。

小川　両片麻痺になってしまったということですね。

浦辺　はい。もともと左片麻痺状態のところに再発して、今度は右片麻痺も出ましたので、再発した時は、ベッドから一人で起き上がることができませんでした。リハビリによって少し歩けるようになっていたのに、また歩けなくなってしまい、この先、どうなるんだろう……という不安でいっぱいでした。

ただ、転院先が脳血管の専門病院だったので即座に治療していただくことができ、そのことはラッキーだったと思っています。その場で検査してもらい、すぐに治療できたので、リハビリも中断しなくてすみました。三か月ぐらいのつもりで入院したのですが、結局、半年入院して、右のほうはだいぶ使えるようになりました。

仕事へ復帰する気力が失せて退職

小川　翌年の平成一八年三月にB医療センターを退院し、四月からCリハビリテーションセンターの外来リハビリに通うようになりました。その年の八月に会社を退職されたのですね。

浦辺　はい。退院して家に帰ってはみたものの、一人では外を歩けない。左手ではほとんど何もできない。食事も食べにくいし、言葉もうまく出ない……という状態で、仕事どころではありませんでした。病気で自分の人生がすべて否定されたような気がして、夜、一人になった時、ベッドの中でよく泣いていました。

ですから、仕事に復帰する気力もなくなってしまい、所属していた部門の事業の再編成があったのを機会に、会社を退職しました。

小川 退職した時、ほかの会社から仕事のお誘いもあったと聞きましたが？

浦辺 はい。退職の挨拶状を見たかつての上司や中小企業診断協会の支部長から仕事のお誘いがありました。でも、身体は動かないし、言葉もうまく話せないし、気力もないので、仕事は無理だと思い、お断りしました。

嚥下障害に気づき、言語聴覚療法（ST）開始

小川 B医療センターを退院して自宅に帰ってから、食事が食べにくい、飲み込みにくいという嚥下障害に気がついて、平成一九年二月からCリハビリテーションセンターで言語聴覚療法（ST）が始まったと聞きました。

浦辺 とにかく毎日の食事が大変で、時間がかかりました。物は飲み込みにくいし、よくむせる。声はうまく出ないし、話すと「ハーハー」と息切れがしてしまうという状態だったので、通っていたCリハビリセンターの先生に相談しました。この先生はB医療センターから異動でCリハビリセ

ンターに移られた方だったので、入院中からお世話になっていたお医者さんです。先生がCリハビリセンターに行かれたので、私もそこの外来リハビリに通うようになったのですが、自宅からは遠くて大変でした。ですが、知っている先生がいると安心です。その先生に食べにくい、飲み込みが悪いという話をしたら、「二回目の脳梗塞の時に嚥下障害を起こした可能性がある」ということになって、それでSTを受けることになりました。

小川　STが始まった時はどうでしたか？

浦辺　ああ、これでもう少し楽に食事ができるようになるかな？　楽に声が出るようになるかな？という希望がわいてきました。

小川　STが始まってまもなく、平成一九年五月にCリハビリセンターのリハビリを終了し、うちの成城リハビリに通うようになったのですね。

浦辺　はい。それまでは私が住んでいる世田谷にリハビリクリニックがあるとは知らなかったのですが、成城リハビリのことを知って、楽に通えるようになって本当に良かったです。

小川　発症から一年七か月経過した時に、浦辺さんは当院の外来リハビリを開始されました。

初めて浦辺さんにお会いして――STの初期評価（成城リハビリ）

小川　ここからは三年半前、私が浦辺さんと初めてお会いした時の、STの初期評価を簡単に説明させていただきます。

浦辺さんからは、当時、話すことと飲み込むことに関していろいろな不自由があると聞きました。初期評価は次に記したとおりです。

①ST開始時の評価1

（1）話すことについて

・声が出しにくい。
・電話では声を大きくするイヤホンマイクを使っている。
・カ行やラ行が言いにくい。
・口の周りがしびれる。

（2）飲み込みについて

・食べにくい。努力しないと唾も飲めない。
・ご飯はやわらかくして、野菜は温野菜にして食べる。
・水分には少しとろみをつけている。
・食事に三〇～四〇分かかる。
・口の中に食べ物が残る。

こうしたお話を聞き、実際の動きを見させてもらった結果、発声、構音、嚥下と言われる機能に次のような低下が認められました。

②ST開始時の評価2

発声障害…呼吸機能や声帯の動きが低下している。最長発声持続時間八秒。
構音障害…口唇や舌の筋力が低下している。
嚥下障害…むせ込みがあり、力を入れた努力的な飲み込み方。

リハビリの目標

・筋力をつける（呼吸、発声、口唇、舌など）→機能を改善しよう！

浦辺さんが成城リハビリに来られた時、まずは声を出すこと、飲み込むことに関する練習を行って、機能をとりあえず改善しようということでリハビリを開始しました。

また、発声や飲み込みの力を向上するには、歩行、すなわち歩き方もバランス良く、うまく力を抜いて歩くなど、そういった練習も相乗効果として必要でした。

自主トレーニング

小川　自主トレーニングなどもかなりお願いしましたね。

浦辺　はい。まずは声を出すトレーニングだったですね。「あ〜っ」と大きい声を出す。それから「あえいうえおあお……」といった基本の発声練習もしました。

小川　口を大きく開けながら声を出してもらう練習ですね。プリントを渡して、それを宿題としてやってきてもらう、ということはずいぶんしました。というのも、やはり週一回のリハビリで筋力をつけていくとか、口の動きを良くしていくというのは限界があります。浦辺さんの場合は、その時々の問題点を非常に的確に把握され、こちらが指示したことをきっちりやってくださいました。一週間後にお会いすると、これはできました、あれはこういった理由でできませんでした、と報告もしっかりとしておられました。それで、こちらも課題の難易度を次々と上げていったという経過があります。

浦辺　どうして一生懸命できたかというと、STを受けると自分の状態が良くなるのだという確信が持てたのです。宿題も、やれば良くなるということが意識できたので、毎日声を出す練習も苦ではありませんでした。実際、「ああ〜」と伸ばす声も、最初は八秒だったのが、練習を続けていくうちに一〇数秒になって……。自分でストップウォッチを買ってきて、計りながら声を出すと、（あっ、伸びた！）と数字でわかります。

そういう意味で、Cリハビリセンターで初めてSTを受けて明かりが差したという感じになりましたし、さらに小川さんのSTを受けて、先が見えてきたという気持ちになれたのです。

リハビリの経過

小川　リハビリの進行状況、その時々の出来事を振り返ってみようと思います。

平成一九年五月から成城クリニックでリハビリ（PT、OT、ST）が始まり、六月頃、お友だちがお見舞いに来てくれたとうかがっています。

浦辺　はい。大学時代の友人たちが家までお見舞いに来てくれたのですが、その時は、お昼の食事もみんなとは別のものを食べなければなりませんでした。つらかったのは、みんなと話をしていても声がうまく出ないので、話がしたいのに話ができない状態だったことです。

小川　七月頃には、浦辺さんがいろいろなところで講演をされていたという話をお聞きしたので、「その頃の講演の録音テープがないですか？」とうかがいましたね。

浦辺　はい。持っていくテープを選ぶのに、あらためて昔の自分の声を聴くことになりました。そうしたら、やっぱりまた人前で話せるようになりたいな、と思うようになりました。

小川　そして八月に、先ほどの話にありました警察での講演のテープを預かりました。私たちSTはなかなか患者様の発症前の声を聴くことがないので、テープを聴くことで浦辺さんが目標にしている声、私が目標にする声、というものが少し設定しやすくなりました。

浦辺　私のほうも自分の目標にしている声をわかっていただいてうれしかったですね。自分で昔のテープを聞いてみて、ああ、私はこんな話し方をしていたのだというのがわかり、もう一度このぐらいまではなりたいな、こういうふうに人前で話をしたいなという思いになりました。そこを目指したいのだ、という目標を小川さんと共有することができた。これはとてもうれしいことだったのです。

小川　浦辺さんが警察で講演された時の録音テープがありますので、ちょっとこの会場で流していただいてよろしいでしょうか？

「ただいまご紹介いただきましたM社の浦辺でございます。……略……」

小川　浦辺さん、非常に流暢なこういう声だったんですね。

浦辺　はい、そうです。

小川　そして同じ年の一〇月ぐらいからは少し長く話す力をつけるために、ご自宅で一～二分ぐらいの文章を読んで、それをテープに録音してきてもらう、という練習を始めました。

浦辺　そうするとテープに録音した自分の声をあらためて客観的に聴くようになり、もっと上手になりたいと練習するようになりました。

小川　これはずいぶんと練習してくださったんですよね。

浦辺　はい。『走れメロス』や『蜘蛛の糸』など有名な小説の書き出しの文章を読むのですが、ふだん日常で使う言葉とは違う言葉もあったりして、それが良かったですね。というのも、日常会話というのは、気がつくと全部自分が言いやすい言葉で話しているんです。ところが、小説の書き出しには言いにくい言葉がたくさんあって、それを声に出して読むことによって、言葉による表現のバリエーションが増えてきたのです。一か月に一つの作品ずつ練習して、全部で一〇か月やりましたので、この一〇作品はいまも冒頭部分を暗記しているぐらいです。

私にとっては、テープに自分の声を録音して、それを聴くということが、練習していくうえで大きな動機づけになったという感じがします。

社会復帰の第一歩となったランチ

小川　そして成城でリハビリを始めてちょうど一年経った平成二〇年の五月にはお友だちとレストランで外食をしたと聞きました。

浦辺　本格的なレストランでのランチは退院以来初めてでしたので、私にとっては一大イベントでした。当日着ていく服を考えたり、ネックレスやイヤリングを退院以来初めてつけたりと大騒ぎでした。

小川　実際、当日はいかがでしたか？
浦辺　当時は、ちょっと長めの話になると息切れがしてしまい、話しにくかったです。
小川　そう言われていましたよね。
浦辺　ええ。でも、その頃から服装にも気をつけるようになりました。
小川　振り返ると、この時のランチが社会復帰の第一歩だったのかもしれないですね。
浦辺　そうですね。
小川　徐々に長い文章が読めるようになってきたので、九月からはかなり長い、五分以上の文章を読み始めてもらいました。これは浦辺さん、どうでしたか？
浦辺　いっきに難しくなりましたけれど、こういう文章も読めるようになったのだ、とだんだん自信がついてきました。
小川　そして一〇月には、「家にいる時に昔に近い声が出ました」という話を聞きました。
浦辺　はい。夜、発声練習をしていたら、一瞬ですけれど、昔に近い声が出たんです。
小川　これが成城でリハビリを始めて一年半ぐらいの時ですね。
浦辺　はい。その時なぜか、もしかしたら仕事ができるようになるかもしれないなと思ったのです。でも、そう思っただけで、別に具体的なことを考えたわけではありませんけれど。

サラダが食べられるようになった

小川　そして翌年、平成二一年の三月には、いままでやわらかい温野菜しか飲み込めなかったのですが、ようやくサラダが食べられるようになったと聞きました。

浦辺　あっ、サラダが食べられるようになった、と思ったらうれしかったですね。発声の音がだんだん伸びてきて、それに従っていろいろな物が食べられるようになりました。食べられる物のバリエーションが増えてきた結果、さらに良くなってサラダに行き着いたという感じです。

小川　本当にそうなんですよね。浦辺さんの場合ですが、実は嚥下にだけ的をしぼった訓練はしていないんです。飲み込みをうまく引き出すための力の入れ方だとか、リラクゼーションだとか、あとは口の動きが良くなってきて、自ずと嚥下も良くなってくる、という流れでした。

浦辺　舌の訓練もしましたね。小川さんに板で舌を押してください、と言われてやってみました。舌がうまく動くとしゃべれるということもあるのですが、うまく咀嚼して飲み込めるように食べ物を舌の上でまとめることができるようになるんですね。舌が動くと、物が口の中にあまり残らなくなりました。最初の頃はつばを飲むだけでもむせてしまったのですが、舌の動きの改善でそれもなくなってきました。舌が動くとしゃべれる、食べられる、その両方が良くなっていく感じで、食事が良くなると体力もついてくる。そうした効果がありました。

立って読む——この練習から仕事のイメージが出てきた

小川　そして四月には今度は文章が八分間続けて読めるようになるんですね。

浦辺　この時、もう少しでまとまった話もできるようになるかな、と思いました。

小川　そして五月にはお友だちとちょうど一年ぶりでレストランに行き、ランチをされたと聞きました。

浦辺　食事は全部食べきれませんでしたが、「話がスムースになった」と言われてうれしかったですね。その時かつての仕事の話をしたりしたこともあって、現役時代にやってきたことが新しい仕事につながらないかなあと思いました。そんな夢をいろいろと描いているうちに、研修という形なら仕事になるかもしれない、と思い始めました。

小川　そして七月、お仕事のイメージを話していただきました。

浦辺　逆に言うと、小川さんに話すことで仕事のイメージが形になっていくというか、そんな感じです。

小川　そして今年の一月には新年会にも出たそうですね。

浦辺　一〇人ぐらい集まったのですが、そういう席でも声が届くようになったと感じ、自信がついてきました。懐石料理のコースも全部食べきることができました。

小川　二月からはいま言われていたような研修とか、講演を行う場面を想定して、「立って文章を読む」という練習をスタートしました。これはいかがでしたか？

浦辺　これは本当に良かったです。私自身、「将来再び中小企業診断士として活躍したい」「講演もできるようになりたい」と言っていたのですが、小川さんが「立って読む」という提案をくださるまで、「立って」なんて、そこまで考えていなかったんです。でも、言われてみると、なるほどそうだったとあらためて思いました。そしてその時、ここまでリハビリが進んだのだから、研修に使う教材の準備を始めなくては、と思いました。

中小企業診断士として独立したい

小川　「立って読む」という練習が仕事へのきっかけになったのなら良かったです。

浦辺　いまは実際に教材を作っているところです。

小川　そして八月に、今回のこの講演会の準備を始めました。約三年半にわたりリハビリを継続していき、症状も良くなって、現在は今後の目標が見えてきた段階だと思います。

それでは浦辺さんが実際にどのような仕事をされる予定か、どういう目標を立てているのかというのをちょっと説明してもらっていいですか？

浦辺　はい。それは中小企業診断士の仕事の一つである研修や講演などを中心とした仕事です。チーフクラスの女性社員などを対象として、私が若い頃仕事をしていて問題が起こった時に判断に迷うことが多かったので、そういう時の手助けになるような研修を考えています。

具体的にはいままでの経験を生かして、実際のビジネスシーンをケーススタディしながら、分析力、企画力、決断力などを身につけていただくような研修です。

小川 これは私も受けてみたいと思っています。浦辺さん、ぜひ頑張っていただきたいと思います。

（会場 拍手）

浦辺 ありがとうございます。

私のライフプランの希望は再びつながった

小川 ここまでで浦辺さんの約三年半にわたるリハビリの経過、そして今後の目標について見てきました。今回、「言語聴覚の日」にお話をしていただくことをお願いしたのですが、この経験はいかがでしたか？
浦辺 今日、この場でお話をさせていただくことになって、あらためて自分がこれからやっていこうとする仕事について考えた時、気がついたことがあります。
小川 どういうことでしょうか？
浦辺 私の病気発症前のライフプランは、「六〇歳定年まで会社で働いて、定年後、中小企業診断士として独立して仕事をしていこう」というものでした。そのために現役時代から、子会社の仕事に積極的に関わってきました。でも、五三歳のときに脳梗塞になってしまい、その後のライフプランは全部崩れてしまったと思っていました。

いま私は五八歳です。五三歳の時に崩れてなくなってしまったと思っていた私のライフプランは、リハビリを続けることによって、そしてSTをやり続けることができたことによって、また見えてきたように思います。

もちろん、いまの私にとって、「中小企業診断士として独立して仕事をしていく」というのは簡単なことではありません。それにリハビリの課題もまだまだたくさんあります。でも、いまから少しずつ準備をしていけば、実現できるような気がしています。

初めの予定どおり六〇歳から仕事をスタートできれば一番うれしいのですが、そうでなくても、もう少し時間がかかったとしても、実現できるように頑張りたいと思います。ですから、私のライフプランの希望はつながったのだと思います。

小川　ありがとうございました。いまのお話は、STが入って六〇歳からのライフプランがつながったということですね。もしSTとして浦辺さんの希望に貢献できたのであれば、とてもうれしく思います。

浦辺　まだ完全につながったわけではありませんが、人間、目標が見えれば頑張れますよね。

小川　そうですね。（会場から拍手）

最後に担当したSTからお話しさせていただきます。

浦辺さんはこのようにすごく上手に話されているので、もしかしたら、そんなに声を出しにくいの？　とか、どうだったの？　と思う方もいらっしゃるかもしれないのですが、初めてお会いした時には、なかなか声は続かない、遠くへ響かないという感じでした。そのことですごく悩まれていたのですが、いま、三年半かけて今日発表していただいたような発声具合になったところです。

浦辺さんは本当にすごい努力をされました。自主トレーニングもたくさんやっていただきました。少しでも発声を長くしようとか、発声を何秒にしましょうとか、こちらが何か提案した時に、一つ一つ難色を示されることなく、「やってみましょう」と取り組んでくださった。二の足を踏まない。いつも「チャレンジしていこう」という姿勢でいてくださる。それが回復への伸びにつながったのだと思います。

また、目標を一緒に一つずつ積み重ね、共有することができたことも良かったと思います。これはSTとしても大変勉強になったと感じています。

今日の講演も、実はマイクを持って、皆さまの前でお話しするということは、病気になって以降初めてのことだったんですよね。これもまた仕事に向けての一つのステップというか、きっかけになればうれしいかなと思っています。

浦辺　私も、また一段、ステップを上がれたような気がします！　ありがとうございました。

小川　この講演について、浦辺さんにタイトルを考えていただきました。浦辺さん、タイトルをつけるとしたらいかがですか？

浦辺　はい。タイトルは、「私のライフプランの希望をつないでくれた言語聴覚士」です。

小川　ありがとうございました。そしてご静聴いただきました皆さま、本当にありがとうございました。

講演を終えて

司会（森田秋子）　浦辺さん、小川さん、本当にどうもありがとうございました。ちょっとだけうかがってもよろしいですか?

本当にいまここまで良くなられていますが、発症当時どのぐらい重い状態だったのか、発表を見てよくわかりました。ダブル片麻痺で声が出ない、飲み込みができないという症状があり、とてもじゃないけれど仕事なんて無理だというような期間がありました。けれどもお若かったということと、残されている力もあったということで時間をかけてここまで良くなられた。本当に頑張られたのだなあと感じました。

先ほど病前のテープを聴きましたが、前はかなり早口でいらっしゃったのでしょうか?

浦辺　そうですね（笑）。

司会　おそらくいまあの速さで話すと、こんなに上手には話せないのではないでしょうか?　それでいまのご自分の力だと、このようなお話の仕方がいいのだと考えられて、お話をされているのかなと思ったのですけれど。

浦辺　はい。小川さんとリハビリをしている中で、もう前の速さはある意味あきらめて、いろいろ検討しました。どのぐらいのテンポで話したら聞きやすいか、というのを試していく中で、このぐらいの速さではどうだろうか、というのが出てきました。どれがいいのか、まだ私もわかりませんけれども、いまできるのはここまで、ということでした。逆に今回やってみて、やっぱりやってきたことは間違っていなかったのかなと思います。

司会　もう一つだけ質問します。話す速さには小川さんのアドバイスがあったということですが、食べる練習も話す練習もSTに方法を示してもらったというお話でしたね。それは浦辺さんが聡明で理解が良かったということでもあるのですが、STに具体的に示されたことで前に行けた、というのもあったとのこと。そこの部分を少し説明していただけますか?

浦辺　まず食事については、順番に食べやすいものからきちんと食べていくということと、それから口の中に食べ物が残っているとむせにつながっていくとか、そういうことを教わることによって、少しずつ良くなりました。

　良くなると次にこういうものにトライしてみようという気持ちが出てきます。家の中で食べているものというのは、自分の食べやすいものになっているので、実は食べ方の問題点がよくわかっていないのです。酢の物や海苔、あるいはシソの葉など、そういうものは食べにくいのだと教わることで、あっ、これは食べにくいのだから初めから入れないでおこうとか、料理の中に入っていたら、注意してよく噛んでから飲むようにしよう、となるんですね。そういうことを教わることでだんだんレベルが上がってきたということはあったと思います。

司会　発表も大変すばらしかったのですが、緊張もあり、一生懸命話されることに心を配られていたと思うのですが、いま、最後の質問に答えていただいた浦辺さんは大変素敵です。

浦辺　（笑）（会場　拍手）

司会　浦辺さん、ぜひ、復職なさってください！

浦辺　ありがとうございました。

司会　それでは浦辺さん、小川さん、本当にありがとうございました。

〈インタビュー〉

母校で講演会が実現しました

語り手　浦辺敏子／聞き手　編集部

――「言語聴覚の日」の講演の後、浦辺さんの母校の大学の同窓会総会で講演を頼まれたとうかがいました。脳梗塞で倒れてから七年。ついに本格的な講演を実現されたわけですが、それにあたってSTと練習を積まれたそうですね。どのような内容だったのですか?

浦辺　その時のSTは半田理恵子さん（東京都言語聴覚士会会長）なのですが、講演のための練習をリハビリに取り入れてくださって、まず、訓練室にレクチャー台を入れてくれました。そして半田さんを聴衆に見立てて、講演の内容を聴いてもらいました。半田さんが、ここはわかりにくいなど指摘してくださるので、練習の励みになりました。

練習は、以前小川さんとやったように「立って話す」という形を取りました。講演時間は四〇分。その間ずっと立って話すというのはけっこうきついし、体力も使います。しかも声を出さなければいけないわけですから、すごく大変でした。でも、おかげさまで練習をさせてもらった成果があって、最後まで立って話をすることができました。

——講演がきっかけになって、母校の大学で学生さんにも話をすることになったそうですね。

浦辺　そうなんです。大学のキャリア支援課から依頼され「女性総合講座」という講座の中で、四回ほど大学一年の学生さんたちにお話をさせていただきました。

「言語聴覚の日」の時が、大勢の方の前でお話しする久しぶりの機会だったのですが、それからさらに二年が過ぎ、そのあいだに話をする練習をしてきましたので、だいぶ良くなってきたと思います。どんどん声の出るレベルが高くなっていることを実感しますので……。

——実際にいまこうしてお話をうかがっていても、浦辺さんが構音障害を抱えていらっしゃるとは思えません。それほど自然な状態にまで回復されていると思いますが。

浦辺　実は私自身、まだまだ話しにくいんですよ。ただ、自分の思いどおりに話せていない、ということではなくて、元に戻ったわけではないけれど、話しにくいところがあったら、別の話し方をしたらいいんだと思えるようになったんですね。

——最後に、言語聴覚療法やセラピストに望むことがあったら教えていただけますか？

浦辺　私がここまでになったのは、やはり言語聴覚療法のおかげだったと思い、感謝しています。あのまま食事が飲み込みにくく、言葉も伝わりにくかったら、どんどん内にこもってしまったと思います。もう一度仕事をしようなどということは考えられなかったと思いますし……。

リハビリというのはやはり長い目で見ていくものではないかと思います。簡単には治らないので、時間がかかるということを頭に入れておいたほうがいいですよね。そうしないととても続けられないですし。私自身、最初は半年か一年もすれば治るだろうと思っていたんです。そう思っていて治らないと、本当に落ち込んでしまうんですよね。なんでなの……と。でも、長い時間がかかるもの、そう思えばなんとかやっていけます。言語聴覚療法だけでなく、ほかのリハビリも時間がかかる。それを専門家の方にも、そして同じ障害を抱えた方にも理解していただけたらいいなと思います。特に同じ患者の方には少しでも希望をお伝えできたらいいですね。

第四章　舌がん手術後の構音障害

舌がん手術後の構音障害について……………西脇恵子（言語聴覚士）
「矯正」から「共生」へ……………渡辺真康・渡辺久美子／須田悦子（言語聴覚士）
〈インタビュー〉……………須田悦子／聞き手　編集部

舌がん手術後の構音障害について

西脇恵子（日本歯科大学・言語聴覚士）

1　舌がんによる構音障害

舌は発音や食事をとる際に大変重要な働きをしています。がんによって一部分を切除する手術、あるいはがんの治療である放射線療法や化学療法によって舌の運動を障害されると、しゃべりにくい、うまく食べられないといった症状が出ます。

①舌の形と働き

舌は図4-1のような形をしています。舌の表面を走る筋肉と内部を構成する筋肉で組織されていて、この前後左右上下と網目のように走る筋肉の構造があることで舌は複雑な動きができるのです。舌の先端を舌尖《ぜっせん》、横を舌縁部、舌の上表面を舌背《ぜっぱい》とよび、その奥の舌の後端はのどぼとけの少し上ですから、口の中をのぞくと見えるのは舌の一部で、思っているより大きな組織であることがわかります。舌は舌神経、舌下神経という神経の働きでさまざまな動きをし、感覚をキャッチする働きは三叉《さんさ》神経と顔面神経が担っています。感覚には、形や材質を感じる触覚や熱さ・冷たさを感じる温度覚や味覚などがあります。

②発音の動作に関連する舌の働き

肺から送られた吐く息（呼気）が声帯を通る際に作られた振動音がのど（咽頭・喉頭）や口の中を通る時に、それらを動かして形を変えることで違った音になります。これが発音です。ですから、のどや口の形や動きが正常でなくなったり悪くなったりすると、良い発音ができなくなることになります。

発音に関連する器官は、唇、歯と歯ぐき、上顎、舌、頬、下顎、のど、のどひこなどがありますが、その中でも舌はかなり重要な働きをしています。

日本語では、まず五つの母音（「あ」「い」「う」「え」「お」）の音は、口の形と舌の前後の位置、上下の位置がその音の変化を担っていますし、子音の中では、例えば、「た」「さ」、「な」「ら」といった音は舌の先

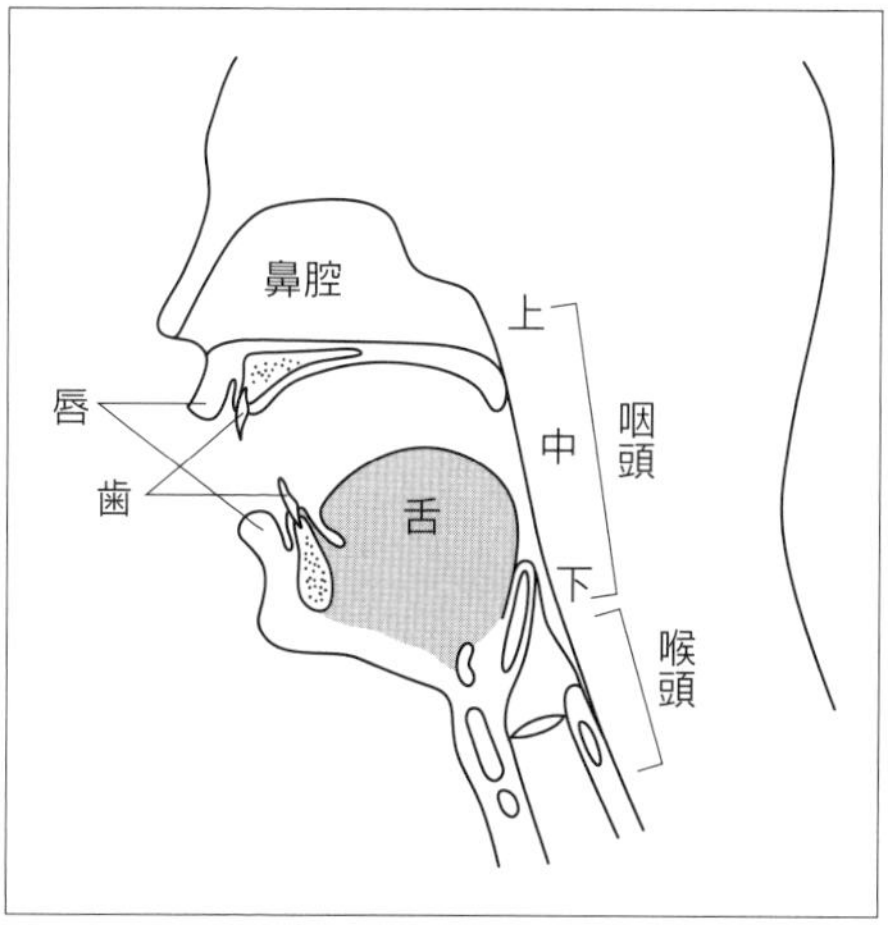

図 4-1　舌の構造

端が、「し」「や」といった音は舌の先より少し後ろのほうが、「か」「が」といった音は舌の後ろの部分の運動が関与しています。つまり、これらの部分の動きが悪くなるとそれが担当している音がうまく発音できないことになると言えます。

③食べることに関する舌の働き

食事の際にも舌は重要な働きをしています。

まず、食物を取り込んで咀嚼する時、食物を咀嚼側の歯の上に持っていくのは舌の仕事です。食物は二、三回噛むと頬や舌の下に落ちてしまいますが、それをすくい取ってまた上顎の歯と下顎の歯の間に持っていくことが必要になります。

噛んだ食物は舌の上でひとまとまりにさせられ、それをのどの奥に持っていく時も、舌の複雑な動きが必要になります。最初は舌の前のほうをのどに押し付け、次第に舌の中央、後方を順につけていくことで食物はのどの奥に運ばれます。

次に、奥に運ばれた食べ物をごっくんと飲み込む時には、舌の奥を上顎に押し付ける動きをし、舌の一番根っこの部分はのどの奥に向かって移動します。こうやって食物に圧力が加わり、のどを下方に向かって移動することができるのです。

2 がんに伴う治療によってどんなことが障害を受けるのでしょうか？

がんに伴う治療には、ポピュラーなものとしては腫瘍部の切除、放射線療法、化学療法などがあります。

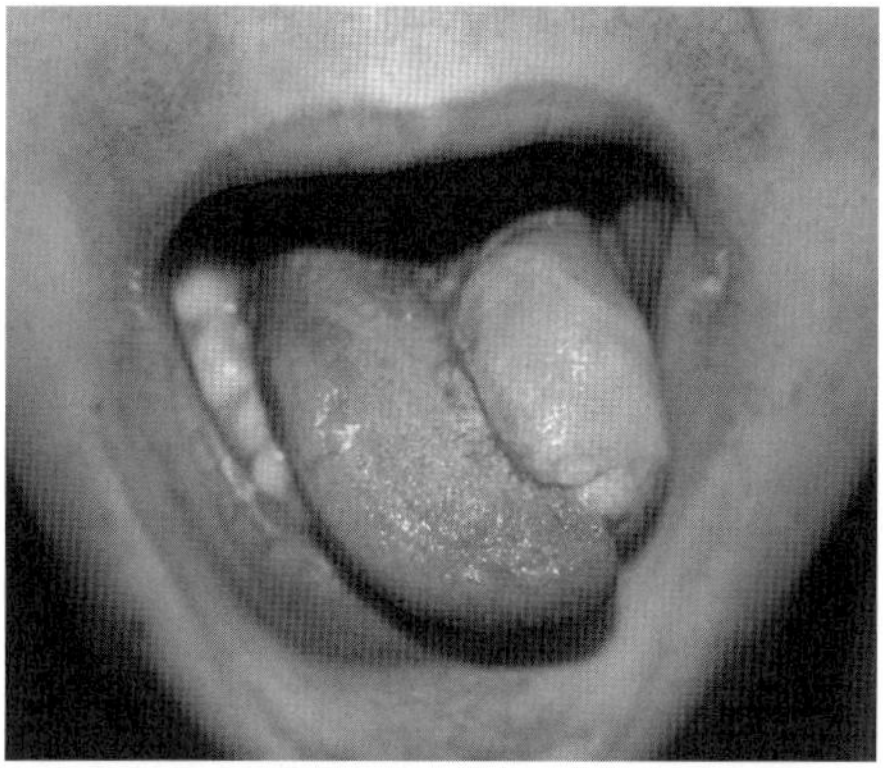

写真 4-1 再建された皮弁と残った舌
（左側が再建された皮弁、右側が残った舌）

①腫瘍部の切除

切除は文字どおり切ってしまうことですので、舌の組織が失われます。切除部位が広いほど、また深いほど、舌の運動はより重い障害をもつことになります。舌の半分以上の広範な切除をした患者さんの多くは、「皮弁による再建」といって、前腕や腹部、胸部、背中などの筋肉の一部を血管も一緒に切り取り、舌を切除したあとのがらんとした空間に移植します（**写真 4-1**）。

しかし再建といってもこれらの前腕や腹部の筋肉は舌のような動きをすることはまったく期待できないため、これは切除によってできたデッドスペースを埋める働きしかしません。口腔内に大きな空間ができてしまうと発音の際に響きがまったく違ってしまうこと、食事の際には食べ物がその空間に入り込んでしまうことが考えられ、たとえあまり動かなくても必要な手段であると言えます。

②放射線療法

放射線療法は、放射線の照射によって目標となる部位のがんを根治したり縮小したりすることが治療の内容になります。舌がんの多くは粘膜のがんで、放射線療法の効果が高い場合があります。放射線の種類や照射の量、範囲は患者さんによって異なります。多くが「外部照射」といって外から放射線を照射する方法ですが、放射線物質を口腔内に置く内部照射という方法もあります。

放射線療法を受けると副作用のような症状が出現することがしばしばあります。症状として照射から間もなく出る急性期症状と、数か月、数年経過して出てくる晩期症状があります。

急性期症状としてよくみられるのが、「放射線宿酔」といって嘔気やだるさ、皮膚の発赤、ひどい口内炎のような症状、唾液の性状が変わる（べたべたする）、口腔内の熱感、口渇感などがあります。粘膜の炎症がひどくなり、身体症状も出ると、リハビリテーションへの意欲が減退することは否めませんし、口腔内の清潔を維持することがおろそかになることが多いようです。口腔内の衛生が保たれないと炎症がさらに悪化することが考えられますので、気をつけなくてはなりません。

晩期症状としては、唾液の性状が変わる、皮膚の硬結（皮膚の表面が硬くなる）、筋の萎縮（組織が小さくなる）、線維化（筋張ってしまう）などがみられ、一〇数年経過して突然出現することもあります。

③化学療法

化学療法は、いわゆる抗がん剤による治療を言います。がん細胞を根治するものと縮小させることを目的とするものがあります。

化学療法で使用するのは薬剤ですから、もちろん効果とともに副作用があります。嘔気や疲労感、脱毛、粘膜の炎症、骨髄抑制作用（白血球や血小板が減少する）などが主な症状です。薬剤は血管を通って全身に影響を及ぼしますので、腎臓や肝臓などに負担がかかることもあります。こういった副作用は人によって違いますし、必ず出現するわけでもありません。化学療法は一回のみで終わることもありますが、数週間のインターバルを置いて数回続けることもあり、服用方法も経口薬、点滴とさまざまです。

これらの三種類の治療法は単独で用いることもありますし、複数のものを同時に、また時期を変えて用いることもあります。

3　舌がんによる構音障害のリハビリテーション

がんの切除術後は、術野からの出血がなく、再建部の安定が確認されたらただちに舌の運動のリハビリテーションを始めることになります。

先ほど述べたように再建された部位に運動性はありませんが、残っている部位の筋力を増加させること、切除術で縫い合わされた部位の瘢痕硬縮《はんこんこうしゅく》（硬くなってしまい、縮んでしまうこと）を防ぐためにストレッチや筋力増強運動が必要です。

また、どの発音がどのように障害されているかを調べ、代償動作を考え、新しい発音動作の学習をすることになります。つまり「○のように聞こえるようにするためにはどのような動きをすればいいのか」を学ぶわけです。制限されてしまった舌の動きはある程度の限界がありますので、「舌口蓋接触補助床」などの口腔内装置（**写真4-2**）を使って、舌の動きの補助をすることができる場合もあります。

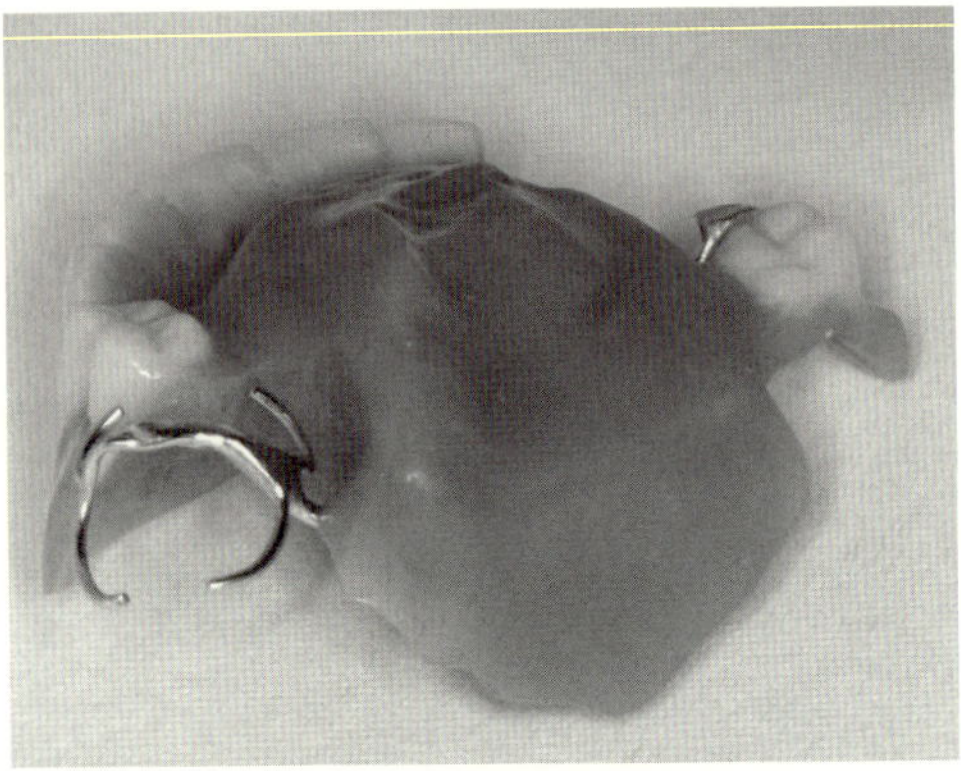

写真 4-2　舌口蓋接触補助床

先に述べたように放射線療法や化学療法は組織がなくなるわけではありませんが、機能面への影響がないわけではありません。特に放射線療法により組織が筋張ってしまい、動きにくくなることを防ぐために、照射中も適度な運動をすることが必要で、特に口腔内の衛生を保つことは、歯科医師や歯科衛生士などと相談して管理を中断しないように気をつけるべきです。

4　舌がんの患者さんの社会復帰

がんは、ここ何年も日本人の死亡原因の第一位になっていますが、一方で生存率も高くなっています。長寿社会に向かうとともに、がんに罹患する人は増えているものの治療結果も向上しているのです。つまり、がんはもう不治の病ではなく、一回かかっても治療によって「生き延びる」人が増えているのです。これは全世界的な傾向で「がんサバイバー（生存者）」という言葉があるくらいです。ですから、がん患者さんのことを語る時、その後の人生をより良く生きることを考えなくてはならないことは明らかです。

舌がんの患者さんの場合、基本的に手足の運動制限はありませんし、知的な障害もありません。多くの患者さんが普通に元の社会に戻ります。しかし、情報社会の中で「一度では何を言っているのかわかりにくい」発音の障害があることは、かなり大変であることは明らかです。

また、がんという疾患の特徴として、再発の不安を持ちながらの社会生活であること、術後の管理のための通院が長期間必要であること、顔面のがんであることから外見が変わることがあるなどから、特徴的な心理状態であることが考えられます。

さらに、がんという疾患に対する誤解もあります。「もう復帰できないのでは……」と思われたり、「全部治るまで出てこなくて良い」と言われたり、信じられないことですが、人から「うつるのではないか?」と言われることもあると聞きます。周囲の援助と正しい理解が必要であることは言うまでもありません。

「矯正」から「共生」へ

渡辺真康（舌がん後の構音障害）・渡辺久美子（妻）
須田悦子（八王子市心身障害者福祉センター・言語聴覚士）

須田　八王子市心身障害者福祉センターで言語聴覚士をしております須田悦子と申します。よろしくお願いいいたします。

今日私がご紹介させていただくのは、一〇年以上前になりますが、舌にがんができて、舌を半分以上切除されながらも言葉を使うお仕事に復帰され、そのお仕事を全うされた方です。そしてその奥様です。自己紹介をお願いいします。

渡辺真康（以下、**渡辺**）　渡辺真康と申します。よろしくお願いいいたします。

私は法務省矯正局というところに所属しておりました。矯正局というのは、簡単に言いますと、大人では刑務所、子どもでは少年院と少年鑑別所、私は少年のほうが担当ですので、少年院と少年鑑別所に勤務をしていました。

病気になったのですけれど、こちらの先生（須田ST）ほかいろいろな方のおかげで、おととしの三月の定年までなんとか持ちこたえることができました。

少年院とか少年鑑別所のことをほとんどの方が知らないと思いますので、話の中でわからない言葉が出るかもしれませんが、その時はご容赦願いたいと思います。そんな経歴を持っております。よろしくお願いいたします。

渡辺久美子（以下、**久美子**）　妻の渡辺久美子と申します。私も少年矯正の世界でずっと働いておりまして、彼は法務教官として少年を指導する立場、私は法務事務官という裏方の立場で働き、今年三月に退職いたしました。よろしくお願いいたします。

病気の経過

須田　渡辺さん、ご病気の経過について簡単にお話しいただけますか？

渡辺　一九九八（平成一〇）年のことです。最初は舌の真ん中が痛くて、食べるとしみたりして、何だろうな？　口内炎かな？　と思っていたんです。でも、口内炎って舌のこんなところにできるんだろうかと思って、まあそのうち治るだろうと放っておいたのです。

ところが数か月しても治らないので病院に行きましたところ、「がん」と言われました。私はその時、地方に赴任していて、地域の病院に行ったのですが、そこにたまたま東京のがんの専門病院の先生が巡回で診に来られていて、その先生の診察を受けたら、舌を指でこすって、すぐに「ああ、これはがんだ」と診断されたのです。

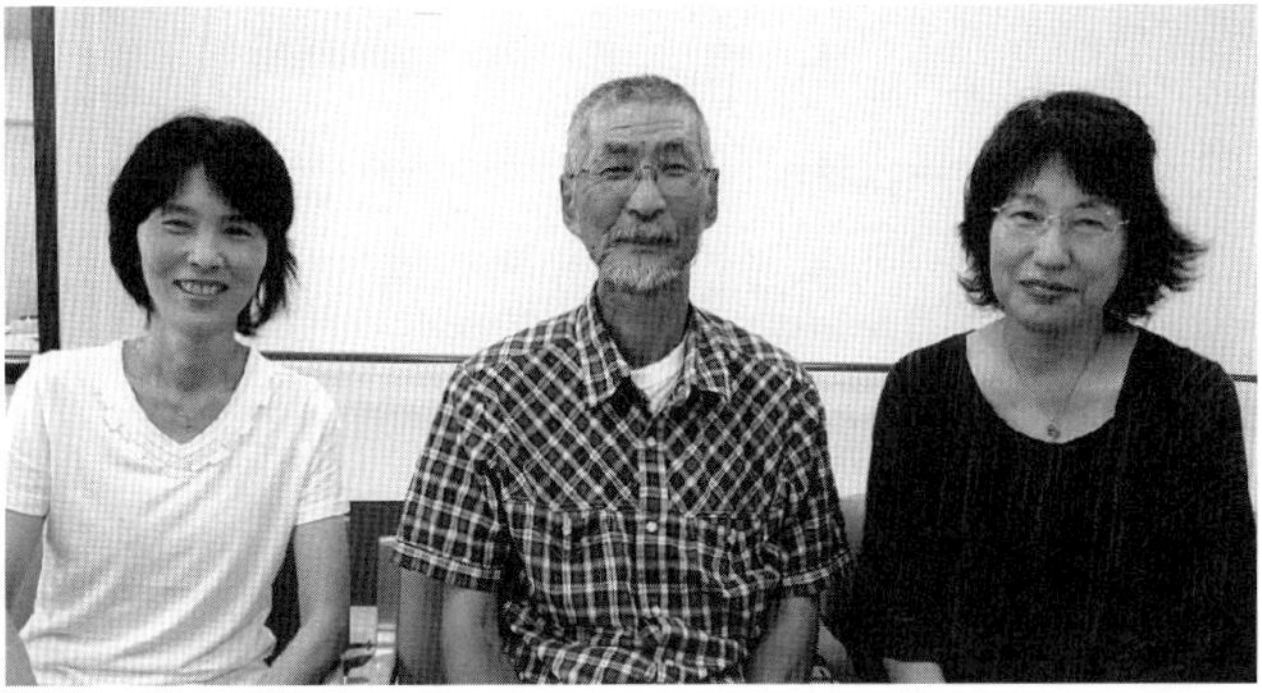

渡辺真康さん（中央）、久美子さん（右）、須田悦子さん（言語聴覚士・左）

須田　舌がんと言われて、奥様はどういうお気持ちだったのでしょうか?

久美子　はい、主人から、「俺は舌がんだよ」と聞かされたんです。当時は舌がんという言葉も珍しくて、「え?・」ってまず思いました。、舌にがんなどできるのだろうか?と思ったのです。聞いた時にはもう頭が真っ白になって、なんでうちの人ががんにならないといけないんだ、しかも特殊な舌がんに……というふうに思いました。

主治医の方から言われたのは、「この舌がんは非常に治療が難しくて、手術は舌を半分切って、お腹から筋肉を切ってそれを舌につけないといけないのです」というお話でした。しかも、とても細い神経をくっつけるので、三%の人はうまくくっつかないでダメなのだと。ただ、九七%の人は大丈夫ですよ、と、そういう説明があったんですね。私は、(うちの人は運がけっこう強いものですから、そうか、それだったら大丈夫!）と思っていたんですけれど……。

最初の手術は一一時間かかりました。そして一昼夜明けて病室に来られた先生が診察をされたのですが、口の中を見て、「渡辺さん、すみません、（手術した箇所が）ついていませんでした」とおっしゃったんです。「これからもう一回手術を行います」と。しかも、「もう手術室へ行く時間がありませんので、いますぐに、ここでやります」と、その場で手術を始められて、それがまた四時間ぐらいかかったのです。その時はもう完全に主人は死ぬのではないかと思いました。病室の外で待っていた私はわんわん泣いている状態でした。

舌がんとは

須田　ありがとうございました。経験された方でないとわからないお話でした。

舌がんというのは、舌の前三分の二のところにできたがんで、年間約七、〇〇〇人弱がかかると言われています。渡辺さんの受けられた手術（腹直筋皮弁による再建術）は、舌がんの治療としては最も一般的な方法です。

渡辺さんのがんは、舌の中央あたりにできた小さいものだったそうですが、がんの周りをごっそり取りました。転移はなかったのですが、転移するといけない、ということで首のリンパ節も取った（頸部郭清術）ということです。

この手術によって、食べ物を認識して、噛んで、唾液と混ぜて飲み込むという食べることに関する嚥下障害と、それから発音に関する構音障害が残りました。
だいたい五〇代後半の方がなる場合が多いというふうに聞いていますが、渡辺さんがなられたのは何歳ぐらいの時だったでしょうか?

渡辺　私は四九歳ですね。

須田　ずいぶんまだお若かったですね。

渡辺　そうですね。

術後一か月で職場に復職して

須田　お仕事もまだ頑張っていらした時期だと思います。退院後、約一か月で元の職場に戻られて、しかも地方に単身赴任されたんでしたよね。いかがでしたか?

渡辺　手術をして、退院して、そのあとちょっと家でリハビリをして、仕事に戻りました。復帰するにあたっては、(上司の方が)「渡辺が戻るなら、いままでの仕事では無理だろうから」ということで、違うポジションに替えてくれたんです。

職場を替えてもらったんですが、最初はいろいろつらいことがありました。いま、私がしゃべっているのは皆さんに八〇%ぐらい通じていると思うのですが、その頃は電話の応対が一番大変でした。保護者に少年鑑別所はこういうところですよ、という説明をしなければならないのですが、そういうことは全然できなかった。それが一番つらかったですね。

あとは食べ物に困りました。大きいものはのどにつっかえたり、骨だとかが口から外へ出せないんですね。舌が動かないものですから、骨だと思っても、骨だけを取り出せないんです。皆さんの前で失礼ですけれど、口の中にあるものを一度全部外に出して、箸で骨を探して、それを取ってまた食べる、というふうなことをしていました。また、固いものもダメです。単身赴任だったもので、食べるものにはかなり苦労がありましたね。

あとは、少年を指導するということについてですが、言葉が伝わらないのでちょっと大変でした。相手が皆さんのように賢明で、ちゃんと聞いてくれる相手ではないですから、そこのところが一番大変でしたね。

少年と接するような時には、自分自身では（もうダメかなあ……）と思いました。形の上では職場復帰しましたけれど、（指導ができないようになったらもうダメかなあ……）と、そういう思いが頭の中を占めていました。そんな状態でしたね。

自分から降格を願い出る

須田　傷心の中、ご自分から異例の降格を志願されたということでしたね。

渡辺　はい、自分から、「もうできないので、公務員の階級を下げてください」とお願いしたのです。

課長から肩書きなしにしてください、と。

須田　ご自分で「下げてください」と言う方は普通いらっしゃらないのではないですか？

渡辺　いない、いない。ちょっとおかしいですね（笑）。

須田　そのような状態の時、四か月後ぐらいに転勤になるのですね。

渡辺　降格が認められて転勤になりました。それで自分の住まいの近くに転勤させてもらったのです。これはありがたかったですね。

須田　転勤後はいかがだったでしょう？

渡辺　最初は同じような状態でしたけれど、転勤先の少年鑑別所で中の人たちに助けていただきました。そのおかげで自分でもだんだんしゃべれるようになってきたかなと思い始めたんですよね。そうしますと今度は仕事が増えてくるんです。前の勤務先では電話だとかは遠慮していたのですが、言葉がしゃべれるようになって、健常者と同じような扱いをされてしまうと、電話も取らなければならない。うれしいのですけれど、半分苦しさもあるんですね。

例えば、言葉が通じなかったら何と言って説明しよう、と悩みます。電話で、「鑑別所ってどこにあるんですか？」と聞かれます。「〇〇駅で降りてバスに乗るんです」。ここまではいいのですが、そのあとも、「何番線ですか？」「何行きですか？」……と、次々に聞かれる。そうなると言葉が出ない。特に電話だと、ここでしゃべっているようには出ないんです。汗をかきかきですよね。いまもそうですけれど……（笑）。

須田　いえいえ、ゆとりで話しておられます（笑）。

少年たちにからかわれて

須田　そして、そのような少年たちとの会話や保護者の方への説明を業務の中に取り入れなければならなくなってきたんですよね。

渡辺　そうです。少年たちは、私をおちょくる。おちょくるってわかりますか？　馬鹿にするというか……。私がしゃべれない、会話ができないということを突いてくるんですよね。

当時は「カ行」、これがうまくしゃべれなかったんです。「鑑別所」とか、「傘」とかが言えないんですね。「かさ」が「はしゃ」になってしまう。そうすると、わざと少年たちは、「先生、これなんと読むんですか～?」って。「傘」って言えないのをわかっていて聞くんです。そういう出来事に出会った時には、本当にもうダメだなあと思いましたねえ。

須田　大人だとちょっと言葉がおかしくても一生懸命フォローしてくれるけれど、少年たちは正直というか、いじわるというか……。いろいろ私たちにわからないご苦労があるんでしょうね。そういう渡辺さんを横でご覧になっていて、奥様はご心配だったのではないでしょうか？

久美子　舌をうまく使えないので、唾を上手に飲み込めないんですね。今もハンカチをしょっちゅう使っているのですが、飲み込めないので、自分の口の中の唾を拭き取る、それがあまりに頻繁だったので、口の中が傷つくのではないか、ということをすごく心配しました。

また言葉がたどたどしくて……。自分が伝えたいことはいっぱいあるのですが、言葉としてなかなか出てこない。言葉が伝わりにくいということで、周りの人から、(この人ちょっと知能が低いのではないか?)みたいな思われ方をしたことがありました。

また、いまこの顔を見てくださるとよくわからないかもしれないのですが、当時は手術で口から首までざくっと切って治療したので、手術跡がくっきりと残っていたんです。町を二人で歩いているると、みんなが振り返るぐらいだったんですね。小学生とか幼稚園のお子さんなんかが、主人の顔を見て指さして笑ったりだとか、そういうことですごく悔しい思いをしました。

須田　フランケンシュタインみたいだったとお聞きしたことがありますが……。

久美子　本当にフランケンシュタインの家族、という気持ちでした。

退職を踏みとどまった理由

須田　そうした中で、奥様の支えがあってのことと思いますが、お仕事はもうダメかな、辞めようかなと考えられても退職はされませんでしたよね。何かきっかけがあったのでしょうか?

渡辺　一つは、学校の先生と違って、こういう仕事というのはチームでやっているんですね。五人とか六人で一つのグループを組んで二〇人とか三〇人とかの少年たちを相手にするんです。一対一というのはありません。そういう仕事の仲間たちに支えられました。その人たちが、「渡辺、お前はいままで十分やったんだから、あと退職までやれることをやればいいんだよ」と励ましてくれて、これはありがたかったですね。そうだなあ、そう言われてみればやったな、と後ろを向きがちだったのが、ちょっと前を向けるようになりましたね。

それともう一つ、当時自分の中でモヤモヤしていたのが、しゃべれないことでした。しゃべれないのをどうしたらいいんだろう……。これは、どうやったらいいのかわからないんですよね。わからなくて困っていた時に、たまたま市の福祉センターで言語のリハビリをしてくれることを知って、そこで須田先生に出会ったのですが、これが大きいことでした。

例えば、舌の動きで、こういうふうにすると「こ」の音が出るんですよ、というようなことを教わって、これが良かったですね。それがなければ、「あ」はどうやって出すのかわからない。舌をどうやって動かしたらその言葉が出るのか、わからないのですから。

さらに須田先生から、私の場合は、「舌がないのだから、ないものをああだこうだ言ってもしょうがないでしょう」と言われたんですよ。確かにそのとおりですよね。がんを取ったためになくなった舌に、お腹の肉をくっつけましたが、それは舌ではないんです。「それならば、いまあるもので伝えればいい、その勉強をしましょう」ということを先生から教わったんです。このアドバイスがなかったら、たぶん、私は職場を辞めてしまっていましたね。

須田　ありがとうございます。私は性格が雑なもので、そんなふうに、「ないものはしょうがないでしょう」と、確かに言っていました。もちろん誰にでも、どのタイミングでも言っていい、という言葉ではありません。相手を良く見て、観察することが大切なのですが、渡辺さんの場合はこのようにお伝えすることが必要かなと考えたのです。

渡辺　それが良かったですよ（笑）。それともう一つ、退職を踏みとどまった理由がありました。先ほどお話したように、少年たちはわかっていても聞くんです。からかおうと思ってですね。「傘」というと、「え？　何？」って。何度でも聞いてくる。それがからかいだと思うんです。その話をしたら須田先生が、「一回で伝わらないんだったら、何度でも言いましょう」とおっしゃった。「言い直したり、言い換えたりしていいんじゃないの？　ほかの方法を使えばいいんですよ」とおっしゃったのです。このアドバイスは精神的に助かりました。

須田　私の雑な性格がちょっとお役に立ったんだと思います（笑）。ありがとうございました。

STとの出会い

須田　私が勤めている福祉センターには二〇〇二年の八月にお見えになりました。発症から四年経っていたのですが、四年も経ってからリハビリを、というのはどうしてだったのでしょうか？

渡辺　先ほど言いましたように、自分で何をしていいのかわからなかったんですよね。少年にはからかわれる、電話の問い合わせにはまともに答えられない、どうやってしゃべったらいいんだ？

声を出したらいいんだ？　どうやって伝えたらいいんだ？　とモヤモヤしていたんですね。たまたま市の広報を見た時に案内があって、これに賭けてみようかなと思ったんです。もしダメだったら本当に仕事を辞めよう、という、そういう思いだったですね。

須田　これに賭けてみよう、というのは当時は知らなかったお話でした。今回、講演に際してうかがったのですが、もうリハビリは終わったものの、すごく背中が重たいです（笑）。

「ないものはしょうがないでしょう」と言いながらも、あるもの、残った舌を動かさなければ仕方がないと思って、リハビリでは舌を自分で動かしたり、引っ張ったりして、舌を動かす練習をしました。また、それを補うという意味で舌を取り囲む器官の運動も一緒にしました。

舌がん術後のリハビリ

須田　先ほど渡辺さんがご説明くださったように、発音しやすい音と発音しにくい音がありました（図4-2）。

そこで一つずつの発音の仕組みを理解していただき、どうやれば「か」の音が出るのか、舌の形、口の開け方、そういうことを一つずつ発音の仕組みを図にしながら、一音ずつ一緒にやっていきました。

とはいえ、そうはいってもない部分はないので動かないから、やっぱり限界はありました。

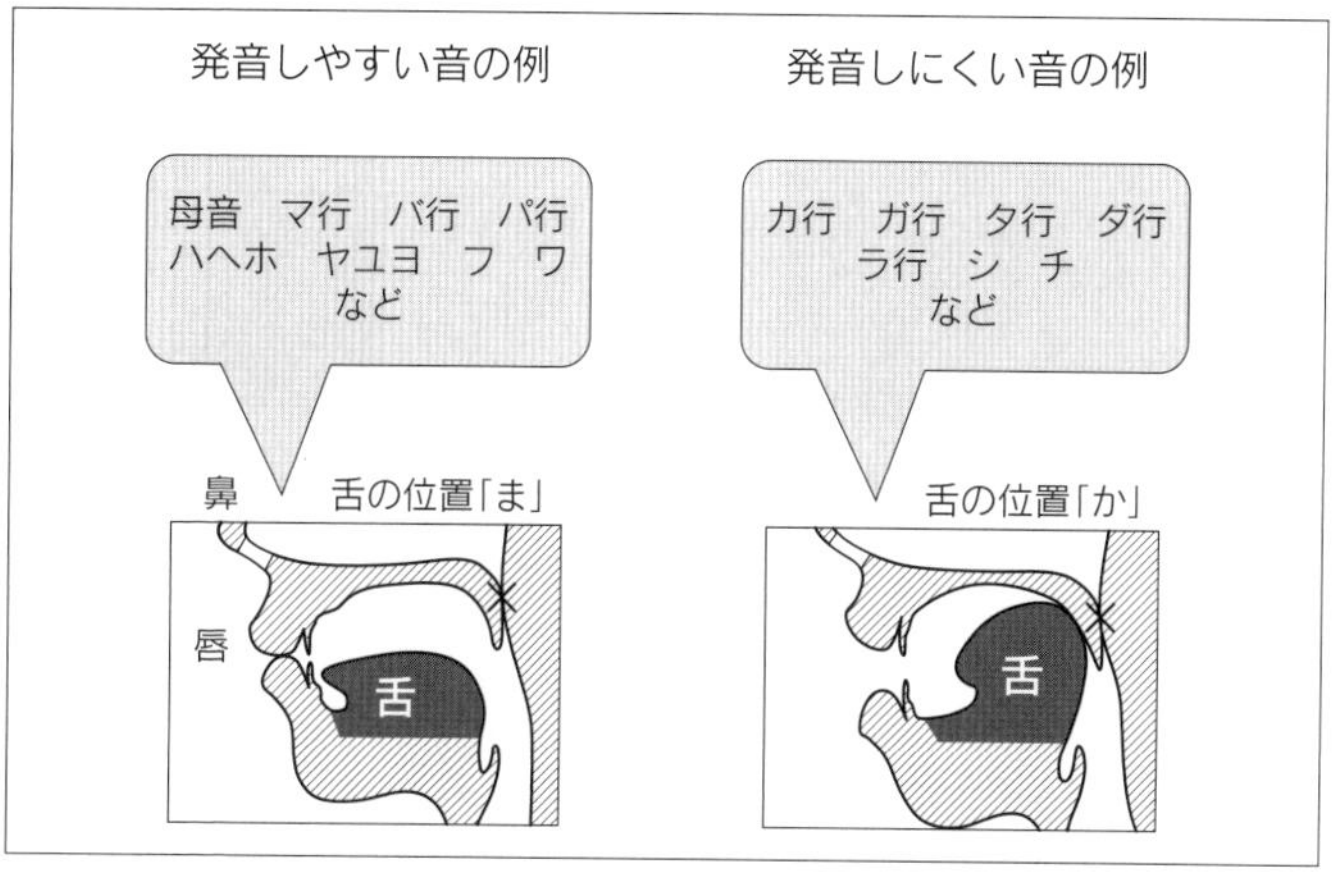

図 4-2　発音しやすい音の例、発音しにくい音の例

そこで代替手段を獲得していかなければいけないということで、いろいろと工夫をしました。と言うよりは、渡辺さんが毎回いらっしゃるたびに、「こんな工夫をしましたよ」「こんなことをやったらうまくいきましたよ」というふうにお話ししてくださるので、それを確認しながら一緒に工夫を積み重ねていきました。

そして一年半たったところで、「もう自信がついた」と言われたのを機に、リハビリを終了いたしました。その後も折に触れて、「いまこんな状況です」ということを伝えにきてくださって、もう一〇年近いお付き合いになっています。

現在の舌の状態

須田　現在の渡辺さんの舌の状態です（**写真4-3**）。

自分の舌とお腹の筋肉が縫い付けてありますので、舌を前に出してくださいと申しましても、唇より前に

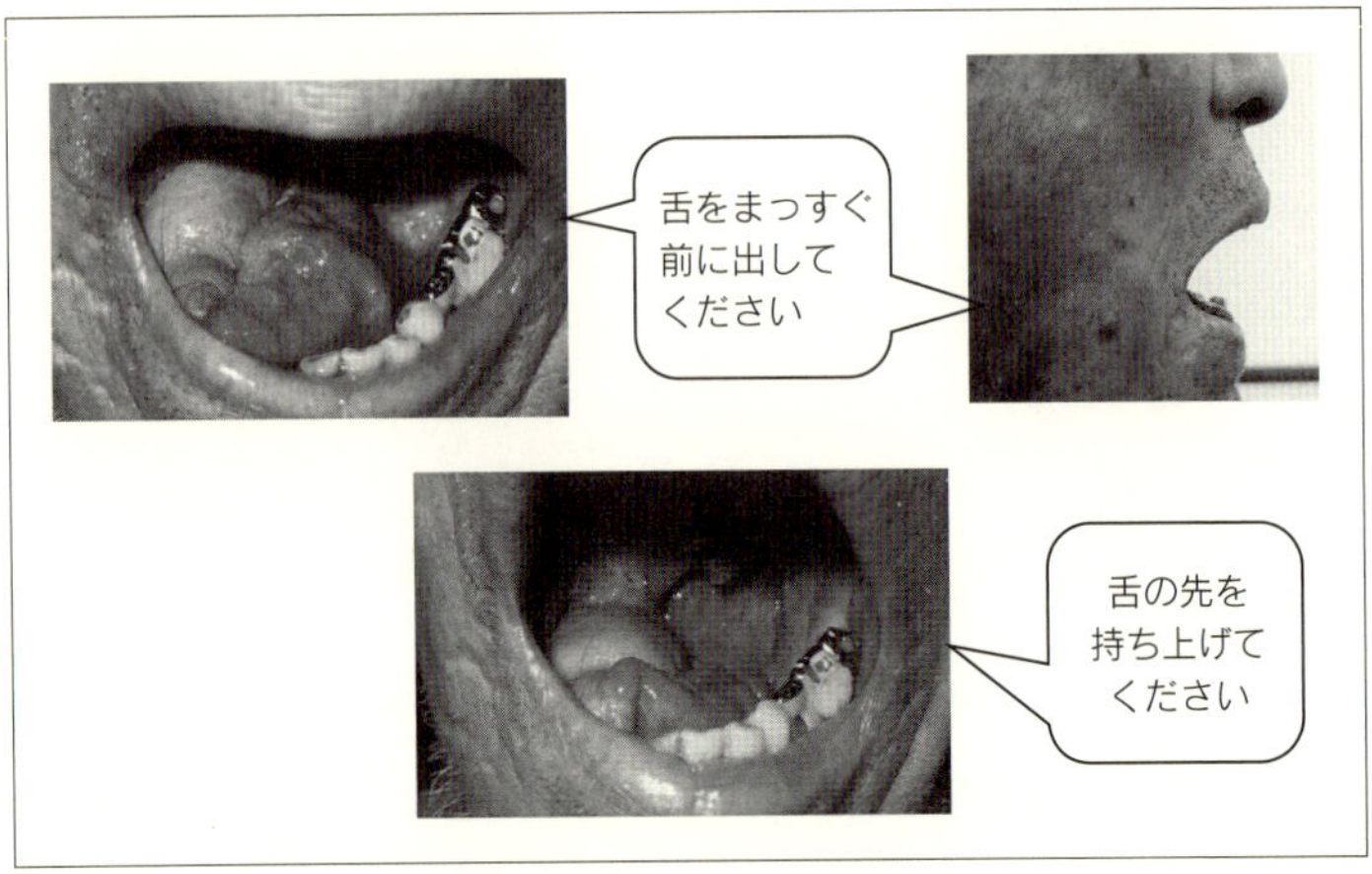
舌をまっすぐ
前に出して
ください
舌の先を
持ち上げて
ください

写真 4-3　渡辺さんの舌

は出ません。また、「舌を持ち上げてください」と言っても、上には少ししか持ち上がりません。右側の下の歯が全部抜歯されていて、縫い付けてあるので、そこに入れ歯を入れることもできません。

なんとか舌を右側のほうに持っていくことはできますが、「左側のほうに舌を持っていってください」と言ってもまったく動きません。

そんな状態ですから、舌をそれほど使わなくてもいい音は出やすいのですけれども、「かきくけこ」とか、「がぎぐげご」、「らりるれろ」といった、舌をしっかり口の中の壁にくっつけなければならない音というのはなかなか出すことができません。

自宅でのリハビリ　工夫の数々

須田　渡辺さんはリハビリを始めて、それはそれは熱心に練習をされました。奥様、その時の様子を少し教えていただけますか?

久美子　暇があると自分で鏡を見て、須田先生から教えられたように舌を動かしてみたり、顔全体を動かしたりして、本当に一生懸命やったんですね。練習をしすぎて、あとで頭痛を起こしたり、肩こりになったと寝ていたりしたこともありますけれど……。

須田　頭痛、肩こりは知りませんでした。申し訳ありません(笑)。

渡辺さんはそのような努力をなさる一方で、いま自分にできないことは何なのか、ということをいつも冷静にとらえていらっしゃる方で、折々に、「こんな工夫をしたんですよ」と報告してくださいました。例えばどんな工夫があるのか、それをご紹介したいと思います。

項目にすると、「**言葉の言い換え**」「**代替音の考案**」「**重要な言葉を選択**」「**身振り手振りの併用**」「**メモの作成**」という五つが挙がりますが、渡辺さん、ご説明をお願いします。

渡辺　まず、「**言葉の言い換え**」について話します。

「が行」が言いにくく、数字の「5」がうまく言えなかったのですが、これを「ご」ではなく、「ファイブ」と言い換える。これだと完璧にわかります。「午後」も同じですね。「PM」(ピーエム)と言えば通じます。「休憩」は言いにくいのですが、「休み」と言っても伝わりますよね。「体育」もそうです。「運動」だと言いやすい。そんなふうに言い換えてみました。

言いにくい言葉 ↓ 言いやすい言葉・しぐさ
5（ご）↓ ファイブ（または手で5を表す）
体育 ↓ 運動
食事の準備 ↓ めしの用意
休憩 ↓ 休み
ダメ（やってはいけないこと）↓ 両手で×を作る
うるさい ↓ 口に指を当て、「シー」

須田　でも、この言い換えで失敗もあったそうですね。

渡辺　そうなんです。「5」を「ファイブ」にしたように、次に「6」を「シックス」と言ったら、子どもたちに「えっ？　セックス？」って言われてしまって。それは参りましたね。

言葉の言い換えの失敗例
6（ろく）↓「シックス」と言ったが「セックス」と間違えられた。
真康 ↓ 自分の名前の「真康」の漢字を説明する時、「写真の真」と「健康の康」と言ったが、うまく聞きとってもらえず、とくに「か行」が言いにくいので、聞き手を混乱させた。「家康の康」（いえやすのやす）と言えば良かった。

須田　そういうお話には敏感な少年たちが多かったのかも知れませんね。
　工夫の二番目は「**代替音の考案**」ですね。唐突ですが、渡辺さん、好きな季節はなんですか？

渡辺　秋（あぴ）です。

須田　いま、「あ・ぴ・で・す」とおっしゃいましたが、ほとんどの方は「秋です」と聞き取ってくださったと思います。正確に言うと、「き」と「ぴ」のあいだのような音を自分で作って、それで代用する、そういう工夫をたくさんされています。

渡辺　それから、「**重要な言葉を選択**」するという方法があります。
　これは重要な言葉を強調することです。子どもたちに本のページを伝える時に、「三ページを開いてください」と言うのがむずかしければ、「三ページ！」とだけ言う。これでも伝わります。また、例えばコンビニでトイレを借りる時に、「トイレを貸して下さい。どこですか？」と言うべきですよね。でも、それが言いにくい場合は、「トイレ！」と重要な言葉を強調すると、たいていのところはわかってくれます。
　あと、大事なのは「**身振り手振りの併用**」でした。

須田　手振りというのは、日本人はあまり慣れていないように思いますが、大変ではなかったですか？

渡辺　少年院というのは男子の少年院と女子の少年院、それと医療が必要な少年たちのための少年院があります。医療少年院にもいたことがあるのですが、精神疾患の少年などには、しゃべっても伝わらないので、手振りで見せたりなんてこともよくしたんですね。その経験が役に立ちました。

須田　会議も多かったようですね。その時にはメモも使われたとうかがいました。

渡辺　はい。「**メモの作成**」も大事でした。仕事で会議はよくあったのですが、議題や話したいことをあらかじめ会議資料として紙に書いて印刷して配ってしまうんです。すると資料を見ながら聞いているので、だいたい内容がわかるんですね。

それから少し前までテレビで「水戸黄門」という時代劇をやっていましたよね。黄門様の印籠のように、私はカードに「面会」「診察」「入浴」などの言葉を書いて、少年たちに向けて「う〜む」と言ってカードを見せたんです。そうすると少年たちがそれを見て、「あっ、わかりました、先生！」って言ってくれる。メモの効果が大きかったですね。

周囲の反応

須田　そのようなご努力に対して、職場の方々の反応はいかがだったでしょうか？

渡辺　自分ではいろいろなことをやって、考えたりしたこともあるのですが、そういう工夫しているのを見て、「えっ、渡辺君、あんなことをやっているんだ」、「こんなこともやっているの？」と、病気をしてからちょっと距離ができてしまった人とも、だんだん話をすることが多くなって、そのうちだいぶ意見を求められるようなことも出てきましたね。そういうのはちょっとありがたいことであり、すごいことだと思いますね。

須田　いろいろな工夫を見て、渡辺さんの思いが伝わったのですね。

渡辺　言葉は大事だけれど、結局は言葉だけではなくて、第一印象だったり、伝えようとする姿勢だったり、そういうことで相手の人はわかる。そういう勉強を自分でもしたということですね。少年たちもそうです。説得して、教えて、こうだよと伝えるのだけれど、言葉だけじゃないんだということ、これは病気になって私が勉強した部分です。「上から」ではなく、「共に生きる」ということを。ちょっと大げさですけれどね（笑）。

須田　ご病気になられて嫌なこともたくさんあったようですが、必ずしもマイナスばかりではなかった、ということでしょうか？

渡辺　そうですね。良いことが二つありました。一つは、ある大学生が入所した時のことです。その大学生は私がしゃべれないということをわかっていて、対応を考えてくれたんです。

ふつうの子どもは、「先生、どうしますか？」と質問します。その大学生は、「先生、こうやっていいですか？」とか、「先生、こっちをやっていいですか？」と聞いてくれる。「1がいいか？」「2がいいか？」と聞いてくれたら、私は「1」とか「2」と答えればいいのですよね。「どうしますか？」と聞かれたら、私はしゃべらないといけなくなります。ところがその大学生は、「1はこうです、2はこうなります。先生、どっちですか？」と聞いてくれた。「2番」と私が答えると、「はい、わかりました」と彼が言う。それで指示を終えることができる。その大学生には助けられましたね。僕の病気のことがわかって、こいつはやってくれたんだ、と。

須田　きっとその少年も成長したんでしょうね。

渡辺　たぶんそうだと思いますね。そういうのを見るとうれしいですね。

自分の病気を伝えることで

渡辺　もう一つ、うれしかったことがありました。ある時、ごく親しい身内に私と同じ病気の人をもっている少年が入所してきたんです。その少年と、大人の世界で言うところの裁判の前に話をする機会がありました。何を話したかというと、身近な人が病気を持っていると聞いているよ、私も同じ病気を持っている。お前、そういう人を助けなければならないのに、なんで勝手なことばかりやっているんだ？　と。私自身の病気のことも伝えながら真剣に話をした時、少年に大泣きされたんです。その子はもう二〇歳を過ぎているのですが、おそらく再犯はなかったんじゃないかと思っています。私にはそのこともうれしかったですね。そんなことも体験するようになって、先ほど言った退職の気持ちはどこかに飛んでいってしまいました。

妻の思い——夫の変化について

須田　奥様の久美子さん、一家の大黒柱であるご主人ががんになられ、そして言葉の障害を持たれたことで、お家の中で何か変化はありましたか？

久美子　私どもには子どもが二人おりまして、息子と娘がいるんですね。ちょうど娘が中学三年の時に主人が発病したんですが、娘は反抗期真っ盛りでした。でも、主人の病気がこの反抗期を吹き飛ばしてくれたんです。子どもたちが、お父さんが生活しやすいように俺たちはやろうよ、と。お父さんにだけは心配をかけないようにしようよ、自分たちのことでお母さんにも心配をかけないようにしようと、二人で申し合わせてくれて、非常にスムーズに反抗期を吹っ飛ばしてくれたんですね。

もう一つ変化がありました。それはいままで主人は、上からものを言う人だったんです。あまり子どもたちの気持ちも考えずに、自分の意見を押し通すような人だったんですけれど、病気になってからは、子どもたちの意見も一つひとつ聞いてくれるようになりました。だから子どもたちからは、「お父さんは成長したねえ」と言われています（笑）。

「矯正」から「共生」へ

須田　渡辺さん、いかがですか？　奥様のお言葉を聞かれて。

渡辺　成長したかどうか……（笑）。今回の発表のタイトルに、私は「『矯正』から『共生』へ」と書きました。最初の「矯正」というのはまさしく「矯正」です。私が元気な時にやっていたのは、子どもたちに「いま直させる！」「いま考えさせる！」「いま改めさせる！」ということです。「いましかない」、それが勝負だったんです。あとになったら、例えば社会に出てしまってからでは手がつけられないから、いま直さないといけないと考えて、短期間に正すことに力を入れていました。

ところが病気になって、（う〜ん、そうではないかもしれない）と思うようになったんです。もっと長い目で人を見ることも大切なんだなあというのがやっとわかってきたということでしょうか。「正す」というより、「共に生きる」という発想に転換できたんです。

先ほどお話しした私と同じ病気の人を身内に持つ少年、彼が大泣きしたというのも、その身内の人と私とをだぶらせて、何か感じたのだと思います。何を感じたのかまではわかりません。でも、何かを感じたから大泣きしたのだろうと思います。

仕事の仲間がこんなことを言ってくれました。

「言葉なんかどうだっていいんだ。あんたの生き様を少年に見せればいいんだよ。そして少年と共に生活していけばいいんだよ」と。

この「生き様」と言われた時には、ちょっと私も考えましたよね。まさにそうだな、と。言葉で、こうやりなさい、ああやりなさいと言っていたのと違った目で見られるようになったのが大きかったですね。これは「新しい視点」であり、私にとっての「第二の始点」でした。

須田　無事にご定年を迎えられて、いまは後進の指導をされている一方で、お仲間とのゴルフとか奥様との旅行を楽しまれています。これからの生活について何かお考えがありましたら、教えてください。

渡辺　無事定年を迎えまして、もう特にこれといった夢だとか希望だとかはないんですけれども、まあ、一度は死にかけた身なので、これからは夫婦二人の生活ですが、互いに束縛なく、のんびりと、「日々是好日」の毎日を送っていければなあと思っています。

須田　「矯正」から「共生」へというのは、私たち言語聴覚士にも当てはまる言葉ではないかなと思います。私はこの仕事についてもう二〇年以上になりますけれど、福祉センターにおりますと、舌がんの方にお会いすることはめったにありません。舌がんのリハビリに関わったのは、渡辺さんが初めてでした。そのことを最初に正直にお伝えして、「一緒に勉強させてください」とお話ししたら、「嫌だ」とはおっしゃらず、非常に協力してくださいました。ご自分で工夫されたことやご経験を教えてくださったし、情報も惜しみなく提供してくださって、私も成長することができました。一緒に考え、一緒にリハビリをしたという実感が強く残っているこの出会いに、とても感謝しています。今日はどうもありがとうございました。

〈インタビュー〉

渡辺さんのリハビリ計画

語り手　須田悦子（言語聴覚士）／聞き手　編集部

――渡辺さんに最初にお会いになった時の印象からお聞かせ願えますか？

須田　渡辺さんは発症から四年経って、復職もされていながら福祉センターに来られました。お仕事柄、言葉について、かなり高度な巧緻性が求められているのだろうということは推察でき、ご苦労されているのだろうと思いました。

当時は嚥下に関してはだいぶご苦労が減ってはいたものの、よだれが流れてしまうためにハンカチが手放せない状態でした。ハンカチで口を覆っている方を見ると、「このハンカチが取れるようになるといいなあ」といつも思いますが、渡辺さんに対しても同じ思いがありました。渡辺さんはがんに対する知識とリハビリへの意欲をお持ちだったので、きっとハンカチが取れるだろうとは思いました。

――舌がんのリハビリは初めてだったそうですが、当時の心境を教えてください。

須田　不安よりも好奇心に燃えていました。舌がんは初めてでも、さまざまなタイプの構音障害のケースは経験しています。渡辺さんから教えていただきながら、自分も学ぶ機会としてありがたく思いました。

――渡辺さんのリハビリ計画はどのような点に留意して立てられたのでしょうか？

須田　子音構音検査の結果、規則的な構音エラーがみられました。構音方法でみると、両唇音（上下両方の唇を使って調音される子音）以外は代替音が使われています。少し専門的になりますが、構音位置の視点からみると、完全閉鎖を作らなくても出る摩擦音、接近音は可能ですが、口蓋と舌で完全閉鎖を作る構音は不可能でした。

そこでリハビリ計画としては、

①周辺器官の運動
②舌自動・他動運動
③図を利用した、各音の構音位置・構音方法の理解と練習
④単語・短文音読練習
⑤代替手段獲得の模索

これらを挙げ、一か月に一～二回、一年半のリハビリを行いました。

リハビリでは、舌の可動域を広げるべく基礎的な運動と、図を参考に、頭で理解しながらの構音練習を中心に行いました。

また、渡辺さんの工夫にアドバイスするという形で、代替手段を獲得していただきました。「自信がついてきた」とおっしゃったのを機に、一年半でリハビリを終了しました。機能自体に大きな変化はなかったですが、構音についてのご本人の意識はずいぶん変わってきて、難しい音に注意が向くようになってきました。

——渡辺さんは「言葉の言い換え」など工夫をされていました。須田さんの印象は？

須田　正直申しまして、渡辺さんのされていた工夫は、言語聴覚士としては常套的な代替手段と言えるものが多く、びっくりするということはなかったのです。けれども、それをご自分で見つけ、そして見つけるだけでなく実際に試してみて試行錯誤を繰り返していらした、という点には驚きと敬意を持ちました。「こんな工夫をしたら、うまくいったんですよ！」というご報告を受けるのが毎回楽しみでした。

「正しく発音したい」と望まれるのは当然のことですが、「伝わること」、もっと言えば、「伝わったと実感すること」が、言語生活の中で非常に重要だということは、臨床をしていてつねづね感じています。

——ご家族、特に奥様へのサポートで大事にされたことは何ですか？

須田　ご家族へのサポートは言語聴覚士の重要な仕事の一つと認識しています。会話は一人では成立しませんから。そして、ご家族が変化するとご本人の言葉が改善するケースも数多く見ています。渡辺さんの場合は、ご家族がたいへん良くご主人をサポートしてくださっていることを渡辺さんからうかがっていました。奥様がフルタイムでお仕事をされていたこともあり、お電話で様子をうかがう程度の関わりしかできませんでした。私には見えないところで奥様のご苦労があったかと思います。

――リハビリを終了したいまも、渡辺さんが福祉センターを訪ねられたり、交流が続いているそうですね。最後にそのことの須田さんにとってのお気持ちを聞かせてください。

須田　期間制限を設けていない福祉センターのリハビリを卒業される方は少なく、また、卒業された場合も通所が不可能になったなどの理由が多いので、お元気にフラッとお顔を見せてくださるケースはほとんどありません。ですから渡辺さんのように、終了後も長い間センターに思いを寄せて、お元気なお顔を見せてくださるのはとても貴重なことで、言語聴覚士にとってもありがたいことです。お会いするたびに発音が明瞭になっていかれ、立ち話のような自然な会話が成立するのがうれしいです。また、リハビリ中とは異なり、もっと対等な社会人同士という立場でご意見をうかがうのはたいへん勉強になります。

第五章　発達障害

発達障害について……一松麻実子（言語聴覚士）

僕が二五歳になるまで……中内克也／一松麻実子

〈インタビュー〉……中内栄子／聞き手　編集部

〈インタビュー〉……一松麻実子／聞き手　編集部

発達障害について

一松麻実子（発達協会・言語聴覚士）

1　発達障害とは

発達障害とは、精神発達や運動発達になんらかのトラブルがあり、日常生活に支障をきたし、社会適応に関して支援が必要な状態を言います。

原因は、明確ではありませんが、生まれながら、あるいは発達のごく初期の疾患や外傷などによって脳がダメージを受けたために、さまざまな機能が障害されたと推測されています。

代表的なものとしては知的障害、自閉症、アスペルガー症候群その他の広汎性発達障害、学習障害、注意欠陥多動性障害などで、脳性小児まひのような身体障害も含めることがあります。

平成一六年に制定された発達障害者支援法（＊）では、発達障害を以下のような障害に限定している、という点で、上記の定義とは若干異なります。

＊発達障害者支援法第二条

この法律において「発達障害」とは、自閉症、アスペルガー症候群その他の広汎性発達障害、学習障害、注意欠陥多動性障害その他これに類する脳機能の障害であってその症状が通常低年齢において発現するものとして政令で定めるものをいう。

2　四つの障害における言語発達障害

本稿では、以下の四つの障害における言語発達障害について概説します。

①知的障害
②自閉症スペクトラム障害
（自閉症、広汎性発達障害、アスペルガー症候群）
③注意欠陥多動性障害
④学習障害（ＬＤ）

①知的障害と言語発達障害

知的障害とは、話す力や言葉を理解する力、物や形を認識したり、数の理解、状況を理解するなどの知的な能力が年齢に比べて、遅れている状態を言います。

知的障害と診断される場合は、知能検査でＩＱが七〇以下であり、社会生活上で理解と支援が必要な状態にある、ということが条件です。

知的障害の多くは、一定の年齢を過ぎても言葉をしゃべらない、あるいは、言葉が遅い、という保護者の主訴によって、必要な検査などが行われ、医師によって診断されます。言語発達障害の子どもの状態は、年齢や障害の程度によって非常にさまざまです。

言語が育つためには、目の前に物がなくてもイメージして思い浮かべることができる力、物と何も関係のないシンボルを結び付けることができる力などが必要です。これらの能力の発達は、知的な能力とも深く関わっていきます。

言語発達を考える時、言葉を聞いてわかる力（理解力）と話す力（表出力）を分けて考えることが大切です。理解する力が育たなければ話すことはできないと言われます。まずは、安定した関わりの中で、物の扱い方など、物に対する理解の力を育てることを基本として、言葉の意味がわかること、指示されたことに応じて動くことができるよう、言葉の理解力を育てていきます。

子どもの言葉が遅いと、どうしても「話す」ということに目が向きがちですが、「話す」よりももっと広く、「自分を表現すること」と捉え、表現の方法も含めて教えていきます。

表現の方法は、言葉に限らず、身振り、指さし、写真、絵カード、サインなど、その子どもの能力に合わせた手段を用いて、自分の意見、要求を表現すること、相手と通じ合う喜びが体験できるよう、コミュニケーションの意欲を支えることも大切です。

②自閉症スペクトラム障害と言語発達障害

自閉症スペクトラム障害とは、次の三つの特徴をもっている子ども、人たちを言います。

(1) 対人関係の質的障害

他者への興味や関心の薄さ、共感性の薄さ、一方的な関わり方など。

(2) コミュニケーションの質的障害

身振りや表情、目線などの意味の読み取りにくさ、やりとりの難しさ、パターン的な表現など。

(3) 興味の偏り、こだわりなどの行動の障害

感覚遊び、情緒の不安定、位置や手順へのこだわり、時に強迫的に見える行動など。

そのほか、見通しの立たなさや、感覚の受け止め方の問題を持っているとも言われます。

さらに、この自閉症スペクトラム障害の中には、その典型的な症状を強く表わす自閉症、特徴はあるけれど、それほど強くない場合の広汎性発達障害、アスペルガー症候群があります。

自閉症や**広汎性発達障害**の場合には、知的障害をあわせ持つことも多く、言語発達障害も伴っています。

ただ、他者のことをしっかりと認知し、意識することが難しいため、自分に向かって何かを言われたと受け止められず、結果としてわからない、言われたことをやらない、ということも多くなりがちです。

言葉の指示をわかりやすく、短かくしたり、視覚的な刺激を利用して、文字で表わしたり、写真や絵に描いたりしながら伝えて、その意味をわからせるようにしていきます。変化に柔軟に対応することが難しく、少しの変化で不安定になりやすいので、見通しがつきやすく、安心できるような環境を整えることも大切です。

そのために、視覚的な支援（文字、写真、絵カード、シンボルなど）を活用すること、言葉かけは短く簡単にする、なども大きな支援となります。

また、楽しいことやほめられることを通じて、人の存在に気づかせ、関わりを楽しめるように育てていきます。さまざまな行動の問題を持つ場合には、その原因を探り、適応的な行動を教え、学ばせていくことも大切な課題の一つになります。

アスペルガー症候群は、知的障害を伴わないために、言語発達も比較的良好と言え、「よくしゃべる」と受け止められやすいのですが、コミュニケーション、やりとり、という点では、困難さを持っています。言語発達に問題がないと言っても、言われたことを理解するのが難しい場合もあり、ゆっくりと話す、わかりやすい視覚的な提示の仕方を心がける必要もあります。

子どものほうから、話しかけてきても、それが一方的であったり、自分の興味のある話題に終始しやすく、なかなか会話にならないことも多いものです。会話のルールややりとりすることを教えていきます。

③注意欠陥多動性障害と言語発達障害

注意欠陥多動性障害は、行動のコントロールが悪く、行動や感情の抑制が弱い、集中の持続が短いなどの特徴を持ち、以下の三つのタイプがあるとされています。

（1）**不注意優勢型**
（2）**多動衝動性優勢型**
（3）**混合型**

子どもは本来落ち着きのないものですが、学童期になっても、状態が変わらない場合にこのような診断がなされます。言語発達障害を必ずしも伴っているとは言えませんが、衝動的に思いついたことをしゃべってしまったり、全体の状況を把握せず、目についた部分的な情報だけで判断してしまうことが多く、トラブルが起こりやすいので配慮が必要です。

行動のコントロールの難しさに対して、言語を用いてコントロールを促す働きかけなどを行っていきます。

注意されたことをすぐに忘れやすいという傾向がある場合には、一定の場面やそこでの決まりごとなどをあらかじめ視覚的に提示する。課題に取り組む前に、覚えておくことを必ず確認してから始めます。

質問に対して、すぐしゃべってしまう場合には、言葉で断ってから動くことを促すようにしていきます。

生活全般にわたって、叱られることが多くなりがちなので、自分を「どうせダメな子だ」と言い出すこともあり、自尊感情の低下には注意を払う必要があります。家庭や学校で、ほめられる場面や認められる場面を意識的に作るようにします。家庭内では、お手伝いなどを通じて、しっかりと力を認められる場面を作るなど、保護者へのアドバイスも大切です。

④学習障害と言語発達障害

学習障害は、「ＬＤ」とも言われ、文部科学省で教育用語として定義されたものは以下のとおりです。

学習障害の定義（当時・文部省、一九九九年）

全般的な知能発達の遅れはないが、聞く、話す、読む、書く、計算する、または推論する能力の習得と使用に著しい困難を示すもの。

そのほか医学分野では、ＩＣＤ-10（世界保健機関によるもの）や、ＤＳＭ-Ⅳ（精神障害の診断と統計の手引き）による定義がありますが、ここでは、特別支援教育にも用いられている前者の定義に沿ってお話しします。

学習障害は、知的障害はないにもかかわらず、特定の領域の能力が著しく落ち込んでいる、というアンバランスを持っている状態です。サブタイプとして、読字障害、書字障害、算数障害などがあると言われます。

読字障害では、教科書の音読の場面などで、一列にならんでいる文字を順序どおりに目で追えず、突然、隣の行に飛んでしまったりします。句読点や空白などで区切られたかたまりがとらえられず、読み飛ばしてしまったり、語尾の部分を自分勝手に読んでしまったりなどがみられます。

書字障害では、文字をバランス良く書けず、漢字の習得などに困難が現れます。字がひどく汚い、マスの中にきちんと入るようにバランスをとることが難しいなど、宿題に出された漢字を練習するのにとても時間がかかったり、ひどくいやがったりします。

算数障害では、数というまとまりの概念がなかなかわかりにくい、順序がわかりにくいなどがみられます。

どういった場合も、苦手な部分以外の能力では、劣っているようには見えないため、例えば字が汚いのはふざけている、サボっているからだととらえられ、強く叱られるなどが起こりやすくなります。でも、学習障害の子は、叱られたからといってすぐには改善できません。やろうと思ってもできないという認知の弱さをもともと持っているためなのです。そこをしっかりと見きわめ、どういう方法で働きかけると、その子なりの学習が進むのか、その方法を一緒に考える必要があります。

3　発達障害のある子どもや人に関わる言語聴覚士の役割

発達障害のある子どもや人たちに関わる言語聴覚士の役割は、言語発達を伸ばすこともちろんですが、子どもたちのコミュニケーション意欲を育て、人との関わりを楽しみながら、将来の社会生活に向けて、自律的に、その人らしく生きていけるよう、ご本人や家族を支援することです。ご本人に対しての働きかけだけではなく、育てているご家族の気持ちにも寄り添い、その大変さについても配慮しながら、子どもの状態への理解を促し、日々の関わり方への助言を行うことが求められています。

僕が二五歳になるまで

中内克也（自閉症・言語発達障害）
一松麻実子（発達協会・言語聴覚士）

自己紹介から

一松　私は「発達協会」で言語聴覚士をしております一松《ひとつまつ》麻実子と申します。どうぞよろしくお願いします。

私たちの発表では、病気による障害とは異なる、先天的な障害、発達障害を持つ青年をご紹介します。ご本人が自己紹介をされますので、お聞きください。

中内　中内克也です。よろしくお願いします。

一松　いまのお仕事とか毎日の生活のお話をしてください。

中内　はい。渋谷区にある特例子会社の「トランスコスモス・アシスト」でファイリングと封入作業とパソコン入力などの仕事をしています。勤務時間は午前九時から午後五時五〇分です。一〇時半から一〇分と、一二時から一時間と一五時から一〇分の休憩があります。

月曜日は「トランスコスモス・アシスト」の仕事をしています。火曜日から金曜日は親会社の「トランスコスモス」で仕事をしています。

お休みの日は、友だちとコンサートに行ったり、野球観戦をしています。二か月に一回、旅の会に参加しています。家の手伝いは食器洗いと洗濯とお風呂掃除と掃除と、ときどき調理もしています。

一松　中内君はそういう毎日を送っている二五歳になる青年です。今回のこういう会でお話をする、ということを引き受けてくださった時に、自分でノートにいろいろ話したいことを書いてきてくださったので、初めの自己紹介はそれを読み上げる形でさせていただきました。

ここでちょっと彼が働いているところを映像で見ていただきたいと思います。

「トランスコスモス・アシスト」での勤務風景の映像を上映

一松　（映像を指しながら）渋谷にあるこんな大きな会社でお勤めをされています。

特例子会社というのは、障害者雇用の促進を目的に企業が子会社として設置している会社で、ここには一九名の障害のある方々が働いていらっしゃいます。

映像　中内さんがデスクで作業をしている（写真5-1）。一松STが質問をする。

一松…中内君、何をしているのですか？

中内…いま、紙を切っています。線にそって切ります。
一松…この仕事は好きですか？
中内…好きでうれしいです。

一松　企業がいろいろなところにダイレクトメールを送る際に宛名のシールになる部分を切っています。

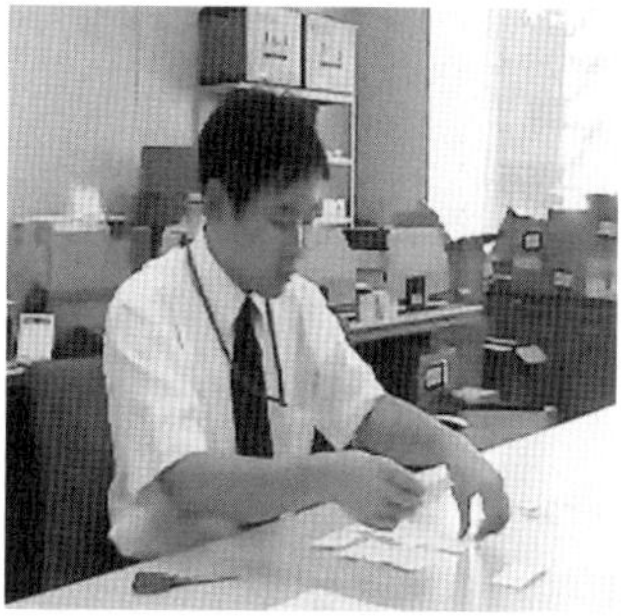

写真 5-1　デスク作業中の中内さん

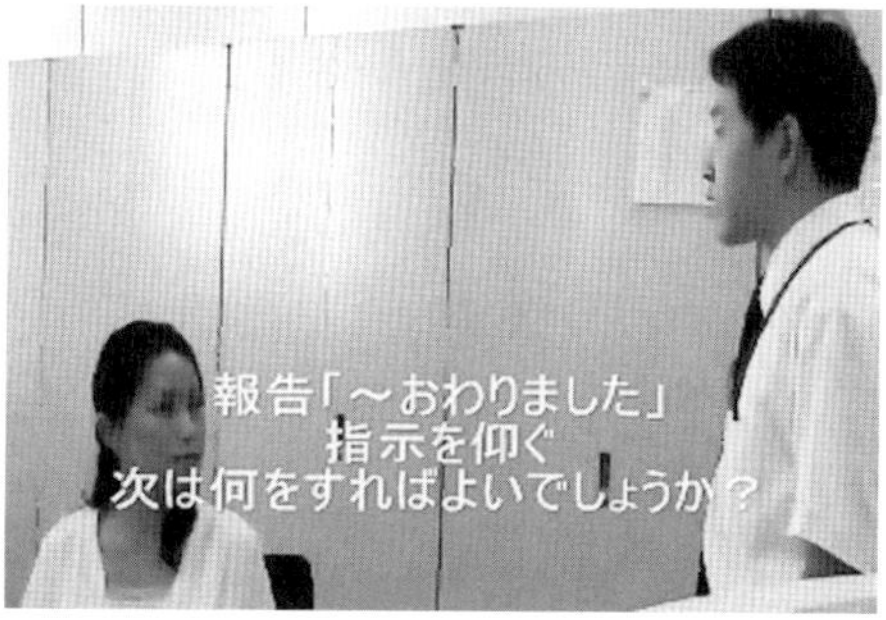
報告「～おわりました」
指示を仰ぐ
次は何をすればよいでしょうか？

写真 5-2　上司に報告している中内さん

映像　**紙切り作業を終えた中内さんが上司に報告をしている（写真5-2）。**

中内…紙切りが終わりました。
上司…はい。次は封筒にラベルを貼ってもらいたいので準備をお願いします。
中内…はい。はさみとのり

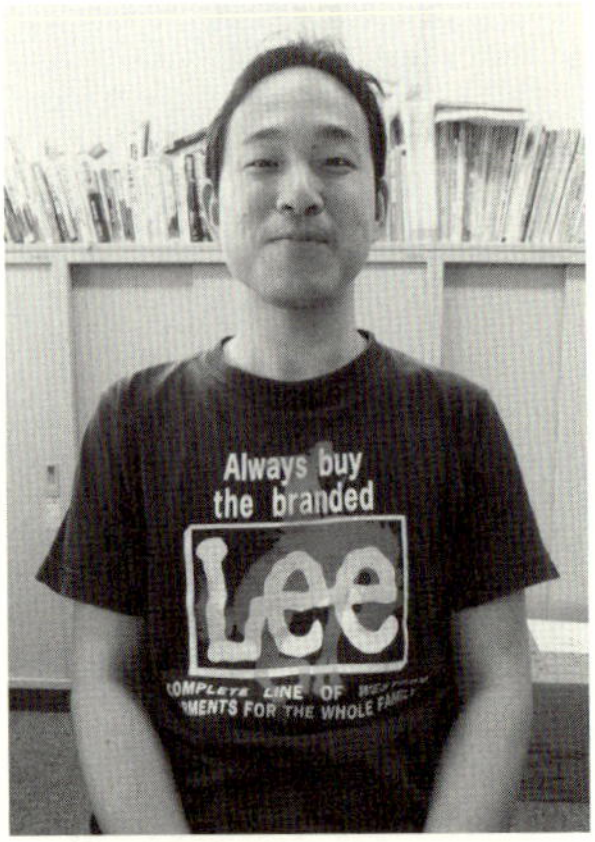

中内克也さん

を持っていくので、よろしくお願いします。

一松　ここにいる女性は障害のない方で、上司にあたる方になると思うのですが、中内君、いま、この方のもとに何をしに行ったのですか？

中内　はさみとのりを取りに行ったのです。

一松　はい。はじめの作業が終わって報告して、次に何をしたらいいか指示をしていただいているところですね。シールを貼るので、紙とのりを用意してくださいと言われ、自分でロッカーの中から出している、というところです。

お母さんの子育て日記より

一松　彼がこのように立派に育つまでには、私たち言語聴覚士というよりは、一番ご苦労されたのはご家族だと思います。今日、お母様、お父様に来ていただければ良かったのですが、「私はとてもそんなところでお話できるほどおしゃべりが上手ではありませんから」ということで、先日、インタビューして映像を撮らせていただきましたので、ご紹介します。

お母様である栄子さんによれば、中内君は体の発育は順調で、生後一〇か月で歩き始めて、一歳三か月で走り始めた元気な子だったというお話でした。言葉の遅れは少し気になっていたものの、「男の子なので言葉が少し遅くても、二歳ごろまでにしゃべり始めればいいかなと思っていた」ということです。

映像　一歳半の頃

母親…一歳半健診の時に、指さしをしないということと、言葉の遅れがあるということで、保健所のお医者さんにその日から心理相談を受けてくださいと言われました。それで心理相談を受けました。その時には本当に目の前が真っ暗になって、その夜はベッドの中で泣き崩れました。

一松…まったくそういう心配はしていなかったんですね？

母親…そうですね。単に言葉がちょっと遅いぐらいしか思っていなかったので、保健所で健診を受けた時、思いがけないことで大変ショックでした。

映像　三歳の頃

母親…区の心身障害者センターで脳波検査を受けることになりまして、その結果、自閉傾向と軽度の知的障害という診断が出されました。それまで自閉という言葉を耳にしたことがなかったので、その時も大変ショックでした。

一松　中内君は三歳の頃に自閉症と診断されます。自閉症というのは、

①対人関係の質的障害

②コミュニケーションの質的障害

③儀式的・反復的行動の障害

こうした三つの特徴をもつお子さんのことです。原因はわかっていませんが、先天的な脳の機能障害であると言われています。青年期になっての閉じこもりというような状態とは違って、小さい頃にこうした診断がなされます。中には知的障害を伴わない、という方もいらっしゃいますが、知的障害を伴う方も半数以上いらっしゃいます。

中内君の場合は軽度の知的障害と自閉症と診断された、ということです。

映像　診断を受けて

母親…障害があると診断を受けて、というか、それより前に焦り始めたんですね。二歳から三歳の頃に幼児教室に通ったのですが、私は単に言葉が出ないだけだと思っていたので、一年間で言葉も出るようになるだろうと、いま思えば簡単に思っていた部分が多くて。でも、三歳になっても出ない……。それからすごく焦り出した気がしますね。だから、

よく夢を見て……。夢の中で克也がしゃべっているんですよね。で、目が覚めると現実に戻って。その時、なんで自分がこんな思いをしなければならないんだろうと思って……。何度も死にたいと思いました。自分はもう話もできたから、自分の声は失ってもいいから、子どもがしゃべれるようになればいいなとか、無理なこととかも思ったりして……。

発達協会との出会い

一松　このあと、私の職場である発達協会と出会うことになります。その時の様子をお母さんにお話しいただいています。

映像　発達協会との出会い

母親…障害児枠で三歳から保育園に入園しました。園の巡回相談というのがあって、そこに発達協会の先生がいらして、克也の様子を見ての感想や指導を受けました。それから発達協会に通所している方のお話をうかがったのですが、とても涙があふれました。その時に運命的なものを感じて、克也も通所すれば良い方向に変わるかも知れない、という気がしました。

最初、言葉の遅れだけが一番気がかりだったのですが、療育の先生に、相手の目を見て話を聞くことや、人との関わりが大事であることを教えられました。一緒に運動したり、克也ができそうなことを見つけては、目を合わせて指示をしたり、それからやって見せて、良いこと、いけないことを教えて、ほめられる喜びを身につけさせようと思いました。

一松…初めはほめられても、ダメと言われても、なかなか通じないお子さんだったのでしょうか?

母親…そうですね。なかなか響かなかったですね。いけないことをした時には、そのつど、すぐに注意して、本人がわかるまで何度も教えていくということですね。

スイミング教室に通っていた時に、克也が通っていたのは健常者コースで、障害者コースの人たちは来るんです。その障害者コースの高校生ぐらいのお子さんが、ソファスより早い時間帯だったんですね。克也が泳ぎ終わって着替えをしている時に障害者コースの人たちは来るんです。その障害者コースの高校生ぐらいのお子さんが、ソファの上でピョンピョン跳んでいるんですよね。それをお母さんは座りながら(動かず)、しょうがないわねという表情でずっと見ているんです。私はそれを見てすごく腹立たしくて、なんで注意しないのかなと、小さいうちに注意してあげればいいのに。うちだってピョンピョン跳んでいたけれど、小さいうちから言ったので、ゼロではないけれどそういう困った行動が減りましたから。その子たちも小さいうちに言ってあげたら、そういうことが減るのにと思ったのです。なんであきらめてしまうんだろうなあと思って。自分より年配のお母さんだったし、親しいわけではなかったので、注意はできなかったのですが、心の中ではすごく腹立たしかったですね。絶対に教えていけばわかるのになあって。

一松　発達協会と出会う中で、子育ての方針が定まっていったのだと思いますが、教えていけばわかるはずだという子どもの可能性を信じた、というお母さんのお話でした。

中内君、小さい時にはピョンピョン跳びはねていたことがあるんですか？

中内　小さい時に……、覚えていなかったです！

一松　小さい頃のことはあまり覚えていらっしゃらないんですね。でも、その青年と同じように飛び跳ねていたけれど、教えていったら直っていったということをお母さんがおっしゃっていました。

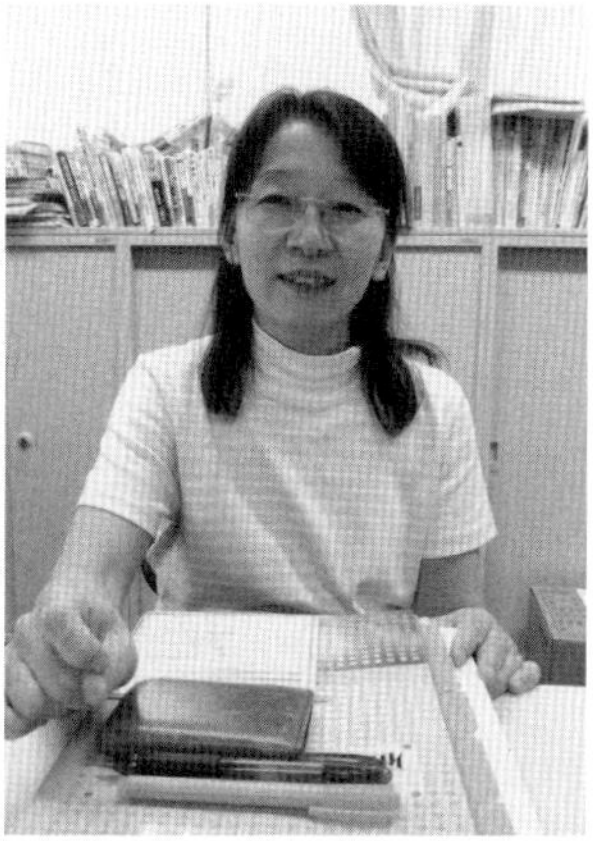

一松麻実子さん（言語聴覚士）

発達協会でどのように育ったか

一松　次に、中内君が発達協会でどのように育っていったのかをご紹介したいと思います。

発達協会はハンディキャップをもつ人たち、子どもたちの自立を促すことを目的に設立された社団法人です。一九七六年に非常に小さな育児サークルのような形で、障害のある子どもの保護者と保育士が活動を始めました。現在では公益社団法人となって、療育事業を行うほか、啓発事業や、医療機関として「王子クリニック」などを運営しております。

中内君は当法人の療育部門に一〇年以上通っていました。現在は東京都北区内に四か所の指導室があり、お子さんたちの指導・相談にあたっていますが、民間の施設なので、年齢で区切らないという特徴をもっています。それは、低年齢の時から指導・相談が始まると、年齢が高くなっても指導・相談が継続するということです。それで成人された中内君ともこうして時々お目にかかるという関係が続いています。

「療育」と言われる指導ですが、自立を目指して、子どもをどう育てていったら良いのかを保護者と専門職が一緒に考えていき、指導しております。

言語聴覚士に限らず、社会福祉士、作業療法士、臨床心理士、保育士などのさまざまな専門職が言語、認知の指導から、運動、身辺自立に向けての指導も担当しています。生活するということすべてが子どもにとっての「育ちの場」だと考え、言葉の専門家だから、「言葉」のことだけしかしないのではなく、生活のあらゆる面に専門家として働きかけをしていきます。

①四歳から通所開始

一松　中内君はこの発達協会に四歳の頃から通所を始めて、個別指導を受け始めました。この時お母さんは、「人の話はだいぶ理解してきた。言葉の基礎はできてきたと言われているけれど、実際にはおしゃべりがなかなか出てこない」とおっしゃっていました。

四歳の頃の様子です。（**写真5-3**）。かわいい克也君が映っています。

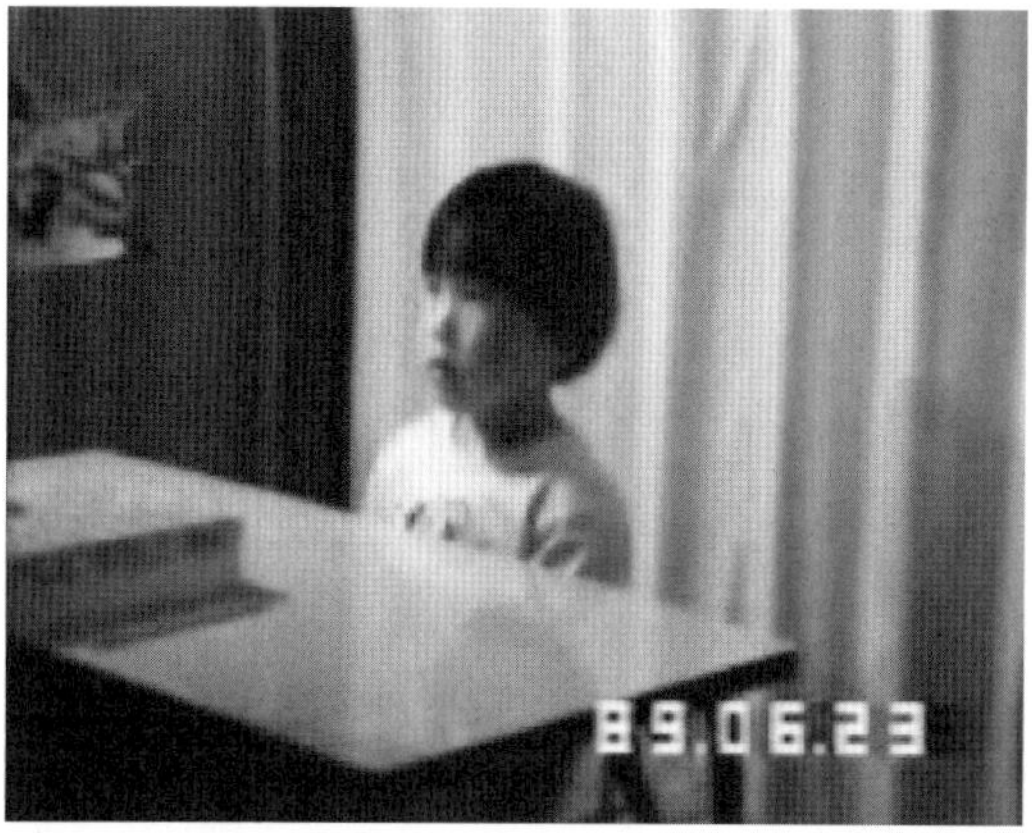

写真5-3　4歳当時の中内さん

映像　四歳の時の療育風景の映像から

先生…「はい」って言ってね。
中内…（うん）と首を下に。
先生…「なかうちかつやくん」
中内…あー（と言いながら、手をあげる）。
先生…そうそう、まる、まる、ピンポン！　もう一回やるよ。「なかうちかつやくん」
中内…あー。

一松　手をあげた時の手のひらの向きが反対になっていたり、かろうじて声が出ているのですが、「はーい」というお返事はちょっとむずかしい時期でした。

一般的には「はーい」のお返事は一歳半になれば十分できますし、四歳と言えばもう大人と対等にお話ししてもおかしくないという年齢でしたが、まだ中内君の場合、言語としてはこのぐらいしか出ていなかったという状況です。

②体力作りの指導

一松　発達協会の運動指導室では、小さい頃から運動指導にも取り組んでいて、（走る子どもたちの写真を指し）ここにいる青いシャツの青年が中学生の頃の中内君です。

こちらは体操をしている中内君ですが、運動指導の一つの目的は体力をつけることです。働くときには体力が非常に大事になってくる、と考えておりまして、体力を作ること、それから体の使い方に偏りがあったり、動きがぎこちないお子さんが多いので、体をほぐすという意味での柔軟体操やストレッチ、いろいろな動きを教える、ということもわれわれがやっています。

③身辺自立の指導

一松　身辺自立という身の回りのこと、これは標準的な発達の場合には幼児期ぐらいに完成するものですが、障害があるとそんなに簡単に学べないということがあります。ですから、幼児期から繰り返し根気よく、ていねいに身辺自立を教えていきます。

四歳の中内君の映像です。みだしなみをきちんとしていこうねとか、脱いだ洋服をたたんで、風呂敷に片づけるといったことまで幼児期から習慣になるように取り組んでいきます。

④合宿などの行事では家族参加

一松　また、合宿などの行事では中内君のご家族もよく参加されていました。合宿ではハイキングをしたり川遊びをしたり、そういう遊びの楽しみがある一方で、夜などは家族同士の交流や親睦を図ることを目的にした行事を行っています。

⑤お父さんの関わり

一松　お父さんの関わりについてお母さんにうかがいました。今日はお父さん、会社の出張が入ってしまったということでお見えになれないので、事前にお母さんからお話をしていただきました。

映像　お父さんの関わりについて

母親…とにかく協力的でしたね。何に対しても一緒に親子で頑張っていくしかないからということで、なるべく行事とか合宿とかに参加していましたし、「絶対に克也のためなんだから」っていつも言っていました。

うちは身体的には不自由なところがなかったので、小さい時からきちんと育ててきたつもりです。ゴミの分別は一般に厳しいじゃないですか。克也はそれをきちんと学んでいて、お父さんの捨て方が違うと、お父さん、これはきちんとこうやって捨てなければダメですって直したり（笑）。

一松……いまはお父さんと趣味も共有するというか、一緒なんですよね。

母親……そうですね。野球観戦が趣味ですが、お父さんと克也と、そして克也のお友だちと行ったりしています。みんなジャイアンツファンなので。

一松……連れて行くんじゃなくて、楽しみを共有するんですよね。

母親……そうそう。

一松……そういうふうに小さい頃からしっかりやっていけば、将来楽しみを共有することもできますよね。対等に楽しく、一緒にいて気持ちよくお互いにいられるっていうのはいいですね。

⑥作業・調理学習

一松　そのほかにも「作業学習」と呼ばれる将来の仕事をイメージした学習に取り組んだり、「調理学習」などにも取り組んでいます。タマネギの皮をむいて、涙をちょっと拭いているのが中内君です（**写真5-4**）。たぶん四年生ごろだと思いますが、小さいうちから包丁を持たせ、家でできることはどんどんやらせようというお母さんでした。

⑦行事――ワークキャンプ

一松　年齢が高くなるとご家族で参加していた行事も一人で参加するようになります。ある時は職員やボランティアと山に行って、下草刈りをしました（**写真5-5**）。木の下にはえている草を刈らないと山が育たないと言われていて、そのために草刈り作業をやったりしました。

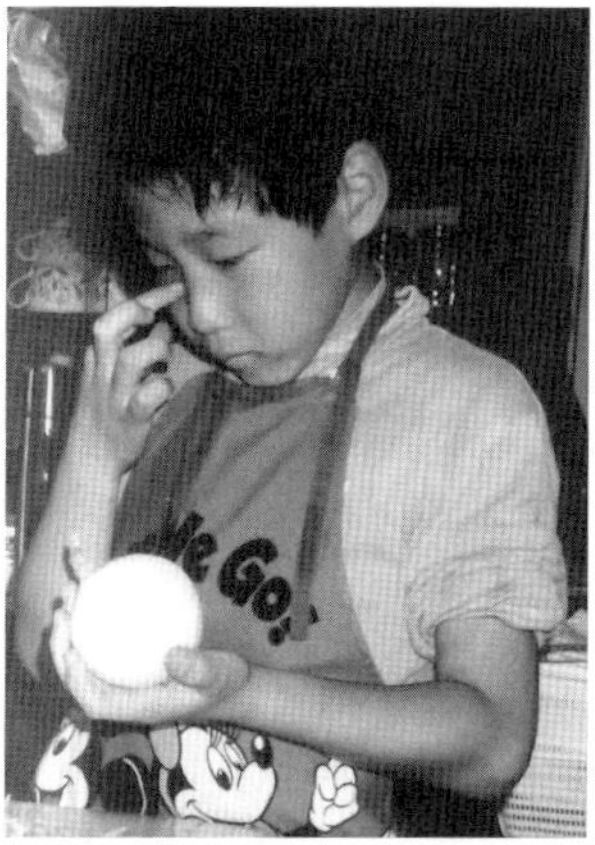

写真5-4　調理中の中内さん

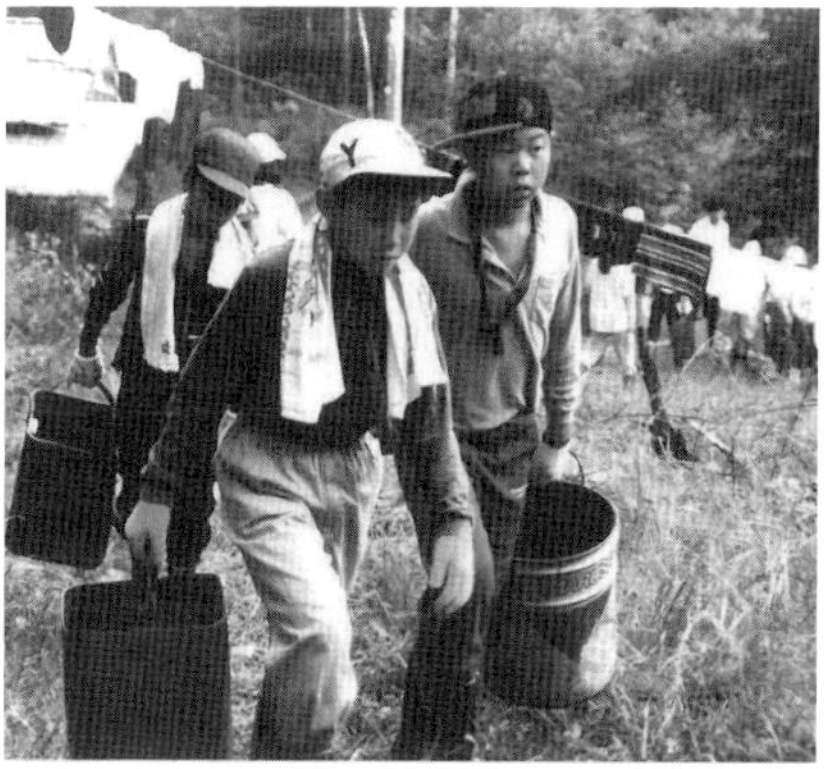

写真5-5　ワークキャンプで下草刈りをする

もっと年齢があがった中学生、高校生は、地域作業所や企業などで実習をして職員と寝泊まりをする、ということも経験してきました。

また私たちには子どもの指導という役割だけではなくて、保護者が家庭でどのように取り組みを続けられるか、を大事なこととして位置づけています。根気よく働きかけ続けられるように保護者を支える役割も大きいと思っています。

子どもの頃を振り返って

一松　中内君、小さい頃、自分はどんな子どもだったと思いますか？

中内　小さい頃はお話ができなくて、いたずらしていました。

一松　どんないたずらだったか、覚えていますか？

中内　例えば、家計簿にいたずら書きをしたり、テレビを投げて壊したり、白菜漬けにケチャップをかけてしまった時もありました。

一松　そうですか、それは初めて聞きました（笑）。小さい頃のことでほかに覚えていることはありますか？

中内　保育園で絵本を破いたり、事務所で冷蔵庫を勝手にあけて、カステラとアイスを食べて園長先生に怒られました。

一松　少し良かったことも言わないと、いたずらだけしていたみたいですね（笑）。良かったことは何でしょう？

中内　年長さんの時に発達協会の先生方と保護者の方と一緒に八海山にスキー旅行に行って、楽しかったです。

一松　はい。楽しい思い出もたくさん作ってきたと思います。そういうことも子どもの育ちには大切だなと思います。

学校は地域の心障学級、現在は「特別支援学級」と呼ばれていますが、地域の心障学級に三キロの道のりを歩いて通われました。中学もそのまま地域の心障学級に通っています。

小学校二年生の頃、言葉はだいぶ出てきたのですが、やはりやりとりはちょっと苦手でした。でも、文字を見ると少し理解ができるようになっていました。

さまざまないたずらをしていたようですが、それらが落ち着きだしたのが小学校四年生の頃だということでした。下級生のお世話を積極的にするということに目覚めて、非常に責任感が生まれたということです。これは学校でのご指導でした。

運動会の映像がありますが、中内君の隣に下級生の子どもがいます。落ち着きがない行動をしているところを、彼が、「ちょっとだめよ」というような感じで教えてあげたり、手をつないだり、こうしたお世話を四年生の頃から取り組みだして、いたずらをしていた彼が落ち着きだしたとお母さんがおっしゃっていました。

学校時代に成長したこと

一松　学校時代に成長した面についてお母さんにうかがってみました。

映像　学校時代について

母親…普通学級ですと、先生が黒板に文字を書いたり、教科書で教えることが一般的ですけれど、心障学級というのは教科書で教えるのではなくて、例えば数だったら物を並べて教えたりだとか、買い物ごっこで教えたりだとか、実際に本人が目で見てわかるように指導してくださいました。本人が数字が得意だったので、暗算とか四則計算なども結構順調に取得していって、本人もできるようになると周りからもほめられるので、それがうれしくて、宿題なんかも喜んでやっていました。

一松…実地で身につけるということがすごく大事だったという感じでしょうか？

母親…そうです。

進路

一松　中内君は中学を卒業して就労します。クリーニング屋さんに就職するのですが、月曜から土曜まで良く働いていたそうです。クリーニング屋さんでは、まじめな人なのでちょっと仕事がハードになり、いったん退職します。そして現在の会社に縁があって就労し、現在四年半を迎えたところです。

職場ではジョブコーチさんがいらっしゃって、いろいろ指導したり、あるいはわからないところは教えてくれています。

職場で評価されているのは、社会人としてのマナーが非常に良くできている、ということでした。挨拶や返事、お詫びやお礼、そういったことがきちんとできるということでした。また、話を聞く態度として、話が終わるまでその場にいるとか、わからない時に素直に言えるということが非常に評価されています。ジョブコーチさんは、「言葉で言えなくてもいいんです。こうした態度がしっかりしていたことが、とても評価できるところです」とおっしゃられていました。

最後にお母さんより

一松　最後に皆さんにお母さんからのお話をご紹介します。

映像　療育の専門家について——お母さんの思い

一松：いまでも印象に残っている専門家から言われたことがあったら教えてください。

母親…「子どもの成長を信じて頑張っていけば、いつか必ず頑張って良かったと思える日が来ますよ」とおっしゃってくださったことがあります。

一松…いま、まさにそれを実感していらっしゃいますね。

母親…はい、そうです（笑）。私、その言葉をずっと信じてやってきました。

一松…そのとおりに育っていったと思いますけれど。

母親…ありがとうございます。専門家の先生方にはそれぞれお子さんに合う方法を見つけて指導していただいて、そのことが達成できた時には一緒に心から喜びを感じてほしいと思います。

一松…ありがとうございます。社会に向けて、何かおっしゃりたいことはありますか？

母親…そうですね、少しでもいいから福祉に関心を持ってほしいと思います。

一松…わかりました。今日のように協力していただいたことが、そういうことにつながる一歩になればいいなと私も思います。ありがとうございました。

中内君、将来の夢はなんですか？

一松　中内君、いまのお仕事はどうですか？

中内　いまの仕事は……、仕事を一生懸命続けて、慣れるようになりたいと思います。

一松　少し慣れてきましたか?

中内　まだ慣れない。落ち着くためには、仕事に慣れるようになりたいと思います。

一松　もっといまの仕事に慣れたいと思っている、という意味ですか?

中内　はい。

一松　そうですか……。四年半でだいぶ慣れてきていると思いましたが、まだまだ自分としては慣れていないと思っていらっしゃるのかもしれません。

では、二五歳になるまでに会った先生たちに言いたいことがあったら、お願いします。

中内　小学四年生の時に、下田宿泊訓練の遠泳に出場して賞状をもらってうれしかったです。

一松　そういうこともありましたね。スイミングに行ったりして、非常に泳ぐのが好きで、遠泳に出て、賞状をもらいましたね。うれしかったですか?

中内　はい。発達協会の先生方、療育をしてくれてありがとうございました。

一松　私たちのことを聞くと、何々をして怒られました、というのが非常に多いのですが(笑)、でも、いまは良かったと言ってくれています。お父さん、お母さんに言いたいことがあったら、お願いします。

中内　わからないことがあった時に、いつも教えてくれてありがとうございました。

一松　最後に将来の夢を教えてください。

中内　一人暮らしをするのが無理だから、生活寮かグループホームに入りたいと思います。

一松　はい、ありがとうございました。ここまで育ててこられたのはご家族だと思っていますが、私たちの役割としては、子どもの力を信じて働きかけを続けたこと、そして、そうしたご家族を支え続けてきたことではないかと考えております。ご静聴、ありがとうございました。

中内　ありがとうございました。

講演を終えて

司会（森田秋子）　中内さん、一つ聞いてもいいですか？

中内　はい。かしこまりました。（会場、笑）

司会　今日はここに来るのは、簡単でしたか？　迷いましたか？

中内　ここに来るのは初めてです。

司会　すぐにわかりましたか？　誰かと一緒に来たのですか？

中内　一松先生が来て、うれしかったです。

司会　わかりました（笑）。もう一つだけ聞いていいですか？　先ほど会社の人が、中内さんはたいへん挨拶が良くできて、返事が良くできて、お礼やお詫びが良くできて、話がきちんと聞けて、そこが大変立派です、というお話がありました。私もすごいなあと思いました。中内さんの会社の上司の方も大変ほめてくださっています。それについてどう思いますか？

中内　最初、クリーニングの会社だったのですが、途中でクリーニングの会社は行きたくないので退職しました。他の会社に就職してうれしかったです。

司会　わかりました。今日は本当に中内さん、一松さん、ありがとうございました。

〈インタビュー〉

発達協会の療育、親として思うこと

語り手　中内栄子／聞き手　編集部

――映像の中で、中内さんのお母様、栄子さんのお話をいろいろとうかがうことができました。あらためて発達協会の療育を受けて、中内さんがどのように成長されたのか、聞かせていただけますか？　出会いは中内さんが三歳の時でしたね。

中内栄子（以下、**栄子**）　そうです。保健所で受けた一歳半健診で、「ちょっと遅れがありますね」とお医者さんから言われて、すごいショックを受けました。二歳になった時に、保健所の保健師さんから、発達の障害があるお子さんの身辺自立を教えている教室があると紹介されて、そこに週三回通わせました。まだ二歳ですから、身辺自立といっても、お遊戯とか外遊びとか、縄跳びの指導だったり。三歳からは障害児枠で保育園に入ったほうがいいということで、保育園に入りました。その保育園に発達協会の先生が巡回指導にいらしてくださって、それがご縁で発達協会に入れていただきました。結局、四歳から中学卒業まで一一年間お世話になりました。

――最初は中内さんの言葉の遅れだけが気がかりだったそうですね。

栄子　そうだったんです。「まんま」ぐらいしか言わなくて、この子は言葉が出ない、言葉の遅れが問題だと思っていました。ですが、保育園の先生に脳波などの検査を勧められて、受けた結果、自閉症と軽度の発達障害があると診断されて驚きました。

保育園で発達協会の先生にお会いして、そのあと面談の機会があったのですが、その時に「うちにはＩＱが測定不能なほどのお子さんがいますが、その子が料理を上手に作ったりしていますよ」と聞いて、私はもう涙が止まりませんでした。小さいうちから指導したほうがいい、というお話もその時に聞いて、すぐに申し込みをして、四歳から入れることになったのです。

――発達協会で中内さんはどのような療育を受けたのですか？

栄子　最初、スプーンの持ち方から教わりました。スプーンを握って持っていたのですが、それでは箸が持てるようになりませんよ、ということで、まずスプーンの正しい持ち方から。また、男の子の身辺自立の第一歩として、トイレで立って前からするということも教えていただきました。それまで洋式トイレで座ってやらせていたのですが、大人になってから困るということで、トイレの仕方から一つひとつ教えていただいたのです。

言葉について、私も家でいろいろな絵本を見せて教えていましたが、療育を受けるようになって、半年ほどして単語が少しずつ出るようになったのです。家で絵本から覚えたことと、療育で学んだことの両方が身についてきたのだと思うのですが、それはうれしかったですね。

——子どもの成長を振り返って、大きな飛躍のきっかけになったことは何かありますか？

栄子　小学校時代は、区の小学校の心障学級（現在の特別支援学級）に入りました。発達障害も軽度、中度、重度と三つの判定があり、息子は軽度と判定されたのですが、四年生になった時、一応いろいろできる子どもには下級生のお世話をさせる、という役割が与えられました。たまたま近所のお子さんが心障学級に一年生で入って来ました。それで克也がその子と一緒に学校に行くことになったのです。最初は担任の先生も心配で、子どもたちのあとをつけてみたりして、きちんと登下校ができるのかフォローしていたそうなのですが、先生のお話によると、息子は自転車が歩道を走って危ない時には、その小学校一年生の女の子を危ないからと壁側にして、一生懸命守っていたのだそうです。すごい健気だったと聞きました。

うちはきょうだいがいないものですから、そういう年下のお子さんのお世話をしたことがなかったのですが、それをやることによって、あっ、自分はお兄さんなのだという自覚が芽生えてきて、それまであったいたずらがなくなり、ずいぶん落ち着いてきました。

発達協会へは週に一回行っていたのですが、面白い宿題としては柔軟体操がありました。身体が硬いと将来仕事をするにしても大変なので、毎日柔軟体操をするように言われ、それを続けました。また、調理の時間があったこともよかったですね。りんごの皮むきとか教えてくださったので、家でもお手伝いとして調理をさせるようになりました。

発達協会の先生に言われたのですが、「お子さんができた時には、オーバーなぐらいほめてください」と。そうしないとなかなか心に響かないんですね。だから克也がりんごをむいてくれた時には、「克也くんがむいてくれたりんごはおいしいね」と家族が必ず言いました。「じゃあ、次は何をむいてくれるのかな？」と、意欲をもたせるようにほめていきました。それもあって、小学四年生から中学卒業まで、日曜日は克也が朝食を作るという習慣も続けることができました。前もってメニューは一緒に決めるのですが、朝、克也が先に起きて料理をします。そしてできあがったら、私たちを起こしに来るんですね。そうすると、旅館の朝ごはんのようにできていて、私も主人も「すごいねえ」と、またオーバーにほめます。「美味しいねえ、一〇〇点だね」と。点数で言うとうれしいみたいで、たまに味が濃いと「ちょっと濃いから九〇点かな？」と。そうすると一〇〇点を目指してやる気を出してまた一生懸命やってくれる。とにかく私たち親は、ほめることを大事にしました。

——職業訓練を経て、現在、就職されて忙しい日々を送られていると聞きました。

栄子　小さい時からたくさんの先生に指導していただいて、それによって克也がいい方向に進むことができたと感じています。

　また、発達協会に通っているほかのお子さんやその親御さんたちを私は頼りにしていました。例えば何歳から子どもにお小遣いを持たせるのかとか、ほかの方にお話を聞き、そうか、じゃあ、うちもそろそろ大丈夫かな、持たせてみようかな……など参考にさせてもらったり、目標にしたり。療育の場は、そういうことでもありがたかったと思います。

〈インタビュー〉

療育を通して知った人生に深く長く関われる喜び

語り手　一松麻実子（言語聴覚士）／聞き手　編集部

――一松さんは発達協会の言語聴覚士ということですが、ずっと中内さんの担当をされていたのですか？

一松　いいえ。彼が大人になっていく過程には、発達協会だけでも、実にいろいろな職種の人がいて、何人もが関わっています。たまたまその一人が私だっただけで、たぶん当時関わっていた職員は皆同じ気持ちで中内君を支えていたと思います。小・中学校の先生も、職業訓練の先生も、本当に皆さんが熱心に関わられた。ご両親が一生懸命な方だったから、私たちもそれに応えなければという思いもあったと思います。今回は、私がそれらの人たちを代表して報告させていただいたということです。

――そもそも発達協会というのはどういう役割を担っているところなのか教えてください。

一松　発達協会は公益法人として一九八二年に発足したのですが、発達にハンディキャップを持つ人たちの社会的自立の促進を目的とし、さまざまな事業を行っています。事業としては医療事業、療育事業、そして啓発事業の三つがあります。医療事業では、発達障害児・者の地域生活を医療面からサポートすることを目的にクリニックを開設し、通院での治療やリハビリテーションなどを行っています。また、中内君が受けられた療育事業では、さまざまな発達障害を抱えた子どもたちの指導・相談にあたっています。運動・認知・言語・身辺自立などのつまずきに対し、家庭と協力しながら取り組んでいます。そして、出版・研修・調査研究など啓発事業も行っています。

こうした活動の基本には、保護者を支えていくのが私たちの役割だという考え方があります。あくまでも子育ての主体は保護者であって、私たちではありません。私たちは子どもたちの人生のほんの一部、一日のわずかな時間しか会っていないのですから、親御さんたちがどう考えて日々接したり、話しかけたり、関わりを持つかが大事なのです。その時に保護者の方が困っていたら、こういう方法があるかもしれないと提案したり、そのやり方で続けて行きましょう、と励ましたり、できるようになったことを一緒になって喜んだりして支えていくのが役割だと思っています。

――一松さんは発達協会に言語聴覚士として入られたわけですね。職場選びのポイントは?

一松　私は実は言語聴覚士になっての職場としては、ここしか知らないのです。学生時代に失語症のほうの実習などを受けましたが、発達協会の考え方に出会ってから二八年くらいになります。もともとは職員が一〇名ぐらいの小さな団体だったのですが、いまは二つの法人で、職員が一〇〇名ほどの組織になり、クリニックも併設しています。

そもそも発達協会に入ったのは、ここが学生時代の実習先だったことからです。私はいまで言う社会福祉士、ソーシャルワーカーになるために大学では社会福祉を学びました。その時の実習先だった発達協会で自閉症のお子さんとの出会いがあって、自分の進路が大きく変わったのです。

本当は、福祉を目指しながらも、障害を受け入れて支えるということが私にできるのかという思いがあって、福祉ではなく、一般企業に勤めようかと思っていました。ですが、発達協会で実習に参加し、自閉症の子どもたちと合宿に行ったり、一緒に過ごしていくうちに気持ちが変わりました。言葉が全然出ないお子さんもいたのですが、愛着を示してくれたり、気持ちを表してくれる。また、わずかな期間でも関わり方によって少しずつ変化していく。それをすごく喜べるという魅力がありました。発達協会の考え方は、障害をただ受け入れるだけでなく、しっかり社会の中で自立できるように育てていこうというもので、それなら私にもできるかもしれない、ここで働きたいと思ったのです。専門知識が必要だと思っていた時に、言語聴覚士になるための学校があることを教えられて、それならばと言語障害や言葉の発達などについて勉強したのです。

中内さんが療育を受け始めた四歳の頃は、彼が小さくてクルクルとよく動き回るお子さんだったことを覚えています。

――発達の障害と言語聴覚療法について、どのようにお考えですか?

一松　私は若いＳＴの先生方に、あまり言葉だけにとらわれないでほしいなと思います。言葉がしゃべれるかどうか、ということよりも、しっかり人とやりとりができる、コミュニケーションがとれることを喜べる人になっていくように、もう少し広い目で関わってほしい。というのも、子どもの時期は特にそうですが、生活のあらゆる場面でやりとりが必要になるし、言葉の発達を促す場になっているわけですよね。障害のないお子さんはそのようにして育つけれど、障害のあるお子さんは言葉の習得が自然に、ではなく、訓練になってしまう。もちろんそういう形でしかできない施設もあると思いますが、生活全体が、コミュニケーション力を育てて、言語発達を促す場なのだという認識で、お子さんに向き合い、ご家族の相談に応じることが大事だと思います。そういうアドバイスができるようになってほしいですね。

それから、小さな子どもたちも必ず大きくなります。将来のこの子たちの生活を思い浮かべて、どういうことをいま大切にしていかなければならないか、ということを考えてほしいと思っています。そうなると「言葉」だけの問題ではなくなってくることも多いわけです。障害があるということはどういうことなのか、どう支援すればいいのか、それらを私たちもずっと関わりのあった青年たちから学んだというか、青年になった「かつての子どもたち」から教わってきました。

——中内さんもそのお一人なのですね。

一松　そうなんです。この分野は、幼児期の施設だと幼児期にしか関わらない、小・中学校の時期は小・中学校の特別支援学級があるからそちらにお任せ、そして一五歳、あるいは高校を卒業した一八歳になったら福祉の制度の中での支援になるなど、一人のお子さんの発達段階で、支援する側が分断されたようなところがあって、長くじっくりと関わるという仕組みができていません。私たちのところは民間なので、幼児期から大人になるまで、それこそ本人や保護者の方が、「もう先生たちの力は必要ありません。大丈夫です」というところまで関わり続けることができます。人生に長く、深く関われる、その醍醐味を感じられた時に、この仕事に携わって良かったなと思うのですが、それが果たして言語聴覚士でなければできなかったかといえば、そんなことはなかったのかもしれないとは思います。

ただ、言葉の問題というよりもコミュニケーションの問題が改善されないと、いまのように仕事につき、社会で活躍する中内君の存在はないと思いますので、人としっかり関わってやりとりを成立させる、言語聴覚士としてそういう専門職でありたいなと思っています。

＊公益社団法人発達協会のホームページ　http://www.hattatsu.or.jp

おわりに

「言語聴覚の日」のイベントは、手前味噌にはなりますが、すばらしい企画であると自負しております。壇上で担当言語聴覚士と時折目を合わせながら、そして時折言葉を詰まらせながらお話しされた当事者の方々の穏やかで生き生きとしたその表情に、多くの人々が心からの感動を体験しました。

たまたま総合司会を務めていた私は、毎回イベント終了時の挨拶で、高まる気持ちを鎮めるのに苦労したものです。何らかの障害を有した後に、新たに生活を築く道のりはいかに大変であったことでしょうか。さまざまな困難があった経過をうかがいながら、その困難が一つずつ解決されていく過程を知ることで、聴衆は多大な勇気を与えられました。それは、いまは障害がない人もある人も同じであったのではないでしょうか。

このイベントは若く臨床経験が浅い言語聴覚士にとって、教育的意義も大きい企画です。なぜなら、近年、病院の機能分化が進み、急性期の病院に勤務する言語聴覚士は、患者さんの急性期の状態しかわからず、リハビリテーション病院や回復期リハビリテーション病棟を有する病院に勤務する者は、回復期の状態しかわからないといった状況にあるからです。患者さんの長期的な経過を知る機会が著しく少ないのです。どのような障害であってもその患者さんの長期経過を知らずして、適切な支援ができるはずはありません。是非、今後の支援の参考にしていただきたいと思います。

ある日突然、言葉が不自由になるという試練、それは当事者そしてご家族にとって本当に苦痛なことであったはずです。皮肉なことに、障害の始まりがわれわれ言語聴覚士との出会いの始まりでもあります。この本に登場する当事者と言語聴覚士との間には、確固たる信頼関係が築かれています。「人の幸せとは何か」と、よく考えることがあります。特に苦悩の中にあっては、暖かで信頼を寄せることができる人がそばで支えてくれることが大切ではないでしょうか。この本が、多くの方にとって明日への元気と勇気を得るきっかけとなり、そして言語聴覚士にとっては目指すべき豊かな人間性の学びの書になることを願います。

大勢の聴衆を前に壇上で勇気を持ってお話しくださった平沢正剛さん、駒林一男さん、栗須寛さん、ロコバント・エルンストさん、小澤希予志さん、浦辺敏子さん、渡辺真康さん、中内克也さん、そしてご家族の皆様に心より感謝いたします。また、このイベントの書籍化にご尽力くださった三輪書店の青山智さん、濱田亮宏さん、ありがとうございました。

平成二五年六月

東京都言語聴覚士会　副会長　上杉由美

東京都言語聴覚士会の紹介

平成二一年五月二四日に設立された東京都言語聴覚士会（都士会）は、都内に在勤あるいは在住する言語聴覚士を正会員とする職能組織です。

「東京」は日本の首都ですから、他の地域に比較すると大規模な研修会の企画が多く、また、専門的な知識や情報も得られやすい場所かもしれません。しかし、人口は一、〇〇〇万人以上、都心部ばかりではなく、山間部も離島もある地域が「東京」の特徴です。お互いに顔も知らないままに仕事をし、身近な地域で具体的に相談できる先輩や仲間の言語聴覚士に出会うことなく悩んでいる、一人職場の若い方々もいます。「顔と顔が合わせられる」地域での研修会、勉強会などの企画が必要です。また、職能組織のもう一つの大きな役割、それは、障害のある方に対するサービス提供体制にいつも関心を抱き、その課題や問題点をしっかり把握し、組織としてその解決に向けて活動していくことだと思います。医療、福祉、保健、教育など多岐にわたる分野でさまざまな制度に支えられている言語聴覚士の活動ですが、ともすれば、「制度」のみが先行し、本来のリハビリテーションやハビリテーションの考え方が歪められてしまう現状もあるように思います。

そこで、私たち東京都言語聴覚士会は、「東京」という地域におけるさまざまな課題に対処していくために、以下のような活動を行うことを方針としています。

1. 医療、介護、保健、福祉、学校教育等の関連する領域について、会員と都士会との双方向の情報交換を緊密に行い、地域社会における各領域の発展と充実に寄与する。
2. 教育・研修制度の充実を図り、言語聴覚士の資質の向上に努め、お互いに顔が見える地域での小規模な研修会、勉強会なども考えていく。
3. 関連諸機関および団体等と連携・交流し、障害のある方々により良いサービスが提供できるよう努める。
4. 上記の活動を通じ、日本言語聴覚士協会と連携し、地域組織では対応が困難な事項についてその解決に努め、東京都における言語聴覚士の社会的地位の向上を目指す。

本書に紹介されている講演会は、毎年九月に都士会が開催している「言語聴覚の日」のイベントの中の一つで、ほかに、経験ある言語聴覚士がさまざまな相談に応じる「相談コーナー」および福祉機器の紹介コーナーも企画し、一般の方の来訪も受けることで、広報活動にも大きく寄与しています。役員一同、東京都における多くの言語聴覚士が本会に入会し、自己研鑽に励み、相互に連携協力しながら、地域社会に貢献することを目指してくださることを期待しています。

東京都言語聴覚士会　会長　　半田理恵子

東京都言語聴覚士会　役員（平成二四年九月現在）

理事

会長	半田　理恵子	在宅リハビリテーションセンター成城（現・夢のみずうみ村）
副会長	上杉　由美	介護老人保健施設ピースプラザ
副会長	西脇　恵子	日本歯科大学附属病院
	大庭　優香	東京医科歯科大学医学部附属病院
	相馬　有里	帝京平成大学
	中村　やす	調布市総合福祉センター
	橋本　愛	ことのは
	原　恵子	上智大学
	東川　麻里	北里大学
	一松　麻実子	公益社団法人 発達協会
	布施　幸子	東京都立大塚病院（現・東京都立多摩総合医療センター）

山口　勝也　在宅総合ケアセンター元浅草（現・東京ふれあい医療生協梶原診療所）

山本　弘子　東京都立府中療育センター

監事

鈴木　勉　地域活動・相談支援センターかさい（現・地域活動支援センターはるえ野）

山下　夕香里　昭和大学歯学部（現・帝京平成大学）

東京都言語聴覚士会のホームページ　http://st-toshikai.org/

執筆者プロフィール（執筆順・執筆時）

半田理恵子（はんだ・りえこ）
「はじめに」
夢のみずうみ村　新樹苑（世田谷区八幡山）勤務。一九八一年より世田谷区内の医療機関に勤務し、失語症・高次脳機能障害・構音障害・摂食嚥下障害などの臨床を行う。失語症友の会などの自主グループの設立および支援、訪問言語聴覚士としての一五年の経験の中から、長期的な在宅支援の重要性を痛感し、地域における「かかりつけST」を実践する。東京都言語聴覚士会会長。

東川麻里（ひがしかわ・まり）
「第一章　失語症について」
北里大学医療衛生学部　准教授。一九八七年より失語症・摂食嚥下障害などの臨床を行う。現在は言語聴覚士の養成に携わる傍ら、都内、八王子市内で言語聴覚障害に関する啓発活動に関わる。東京都言語聴覚士会学術局長。

鈴木　勉（すずき・つとむ）
「第二章　高次脳機能障害について」
地域活動支援センターはるえ野勤務。高次脳機能障害者支援事業専門スタッフ。それ以前は都立病院で、失語症・高次脳機能障害などの臨床に携わった。失語症、高次脳機能障害、吃音の当事者・家族会の支援に関わっている。東京都言語聴覚士会監事。

相馬有里（そうま・ゆり）
「第三章　構音障害について」
帝京平成大学健康メディカル学部　言語聴覚学科勤務。都内の病院にて、失語症・構音障害・摂食嚥下障害、高次脳機能障害などの臨床を行う。二〇一一年から現職にて、言語聴覚士の養成に携わっている。東京都言語聴覚士会広報局広報部長。

西脇恵子（にしわき・けいこ）
「第四章　舌がん手術後の構音障害について」
日本歯科大学附属病院口腔リハビリテーション科　講師。構音障害・失語症・高次脳機能障害・摂食嚥下障害・発達障害の臨床を行う。失語症や高次脳機能障害の当事者・家族の会の支援や会話パートナー養成に関わっている。東京都言語聴覚士会副会長兼事務局長。

一松麻実子（ひとつまつ・まみこ）
「第五章　発達障害について」
公益社団法人 発達協会　開発科主任、同 王子クリニック勤務。知的障害を含めた発達障害の子どもたちや青年たちのコミュニケーション力を育て、社会性や言語発達を促す支援を行っている。また最近は、成人になった方たちの就労に向けての支援にも携わっている。東京都言語聴覚士会総務部部長。

上杉由美（うえすぎ・ゆみ）
「おわりに」
医療法人社団 清新会　ピースプラザ（介護老人保健施設）リハビリテーション科勤務。失語症・構音障害・摂食嚥下障害・高次脳機能障害・認知症に伴うコミュニケーション障害などの臨床を行う。長年、失語症友の会の活動に関わっていた。東京都言語聴覚士会副会長。

いまを生《い》きる―言《げん》語《ご》聴《ちょう》覚《かく》士《し》と当《とう》事《じ》者《しゃ》の記《き》録《ろく》

発　行　2013年7月1日　第1版第1刷
　　　　2022年3月1日　第1版第2刷©

編　集　東《とう》京《きょう》都《と》言《げん》語《ご》聴《ちょう》覚《かく》士《し》会《かい》

発行者　青山　智

発行所　株式会社 三輪書店

〒113-0033　東京都文京区本郷6-17-9　本郷綱ビル

☎03-3816-7796　FAX03-3816-7756

http://www.miwapubl.com

印刷所　三報社印刷 株式会社

ISBN978-4-89590-450-6 C3047